야채수프 만드는 방법

요리 | 구츠구츠 백성진

1인분
11
kcal

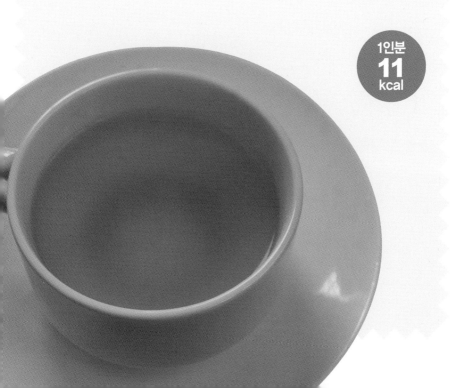

재료(4인분)

양배추, 양파, 당근, 호박(각 50g), 물 800mL

※ 기본적으로 양배추, 양파, 당근, 호박을 같은 양으로 하고 그 합계 4배의 물을 넣어 만든다.

만드는 법

① 양파는 얇은 껍질을 벗긴다.

② ①의 양파와 당근, 호박, 양배추를 잘게 다진다.

※ 감칠맛과 영양이 잘 스며들도록 잘게 다진다. 푸드 프로세서를 사용해도 좋다.

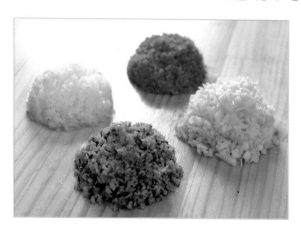

③ ②와 물을 냄비에 넣고 한 번 센 불에 끓인 뒤 뚜껑을 덮고 약한 불로 20분 정도 졸인다.

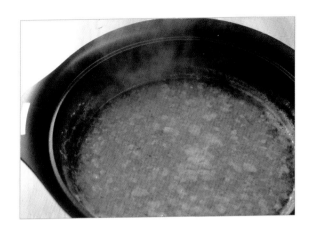

④ ③을 거름망이나 고운체로 걸러 1회당 200mL 정도로 만든다.

   ※ 남은 야채는 카레나 스파게티, 된장국의 건더기 등으로 넣어도 좋다.

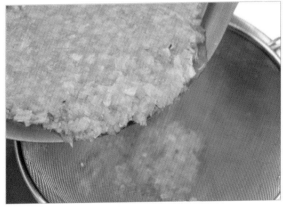

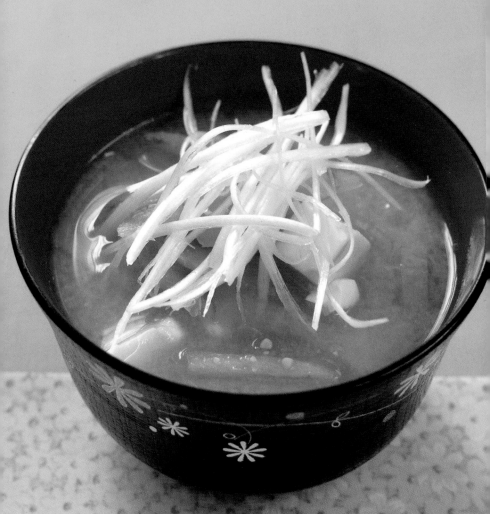

달콤한 야채의 부드러운 풍미
뿌리채소 된장국

재료(4인분)

참기름 조금, 우엉 60g, 당근 40g, 무 40g, 다시마와 표고버섯을 넣고 우린 국물 500mL, 야채수프 100mL, 아와세 된장 40g, 두부 1/2모, 파채 5cm 분량

만드는 법

① 참기름을 냄비에 잘 밸 정도로 넣는다.

② ①에 얇게 썬 우엉을 넣고 향기가 날 때까지 약한 불에 5분 정도 볶는다.

③ 십자썰기 한 당근과 무를 ②에 추가해 기름이 돌 정도로 볶는다.

④ ③에 다시마와 표고버섯을 넣고 우린 국물과 야채수프를 추가해 끓기 직전에 약한 불로 약 10분 푹 끓인다.

⑤ ④의 야채가 부드러워지면 아와세 된장을 풀어놓고 깍둑썰기 한 두부를 넣고 불을 끈다.

⑥ ⑤를 그릇에 넣고 기호에 따라 파채를 곁들인다.

※ 아와세 된장은 보리된장과 쌀된장을 1:1로 합친 것.

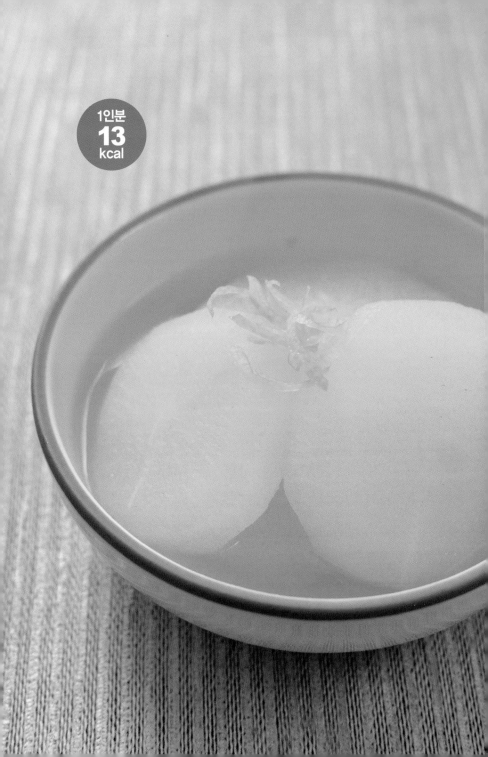

1인분
13
kcal

미림 없이도 윤기가 나 순하고 맛있다
무 야채수프조림

재료(4인분)

무 1/2개(600g), 다시마 우린 국물 6컵, 야채수프 1컵, 소금 작은 스푼 1/2, 유자 적당한 양

만드는 법

① 무는 1cm 폭으로 잘라 모서리를 둥글게 한다(겨울철은 껍질도 부드러우므로 벗기지 않아도 된다).

② 냄비에 ①과 다시마 우린 국물과 야채수프를 넣고 끓으면 소금을 넣는다.

③ ②의 무가 부드러워질 때까지 약한 불로 30분에서 1시간 푹 끓인다.

④ 그릇에 담고 취향에 따라 채 썬 유자를 곁들인다.

나는 야채수프로
고혈압·아토피·천식을 고쳤다

나는 야채수프로 고혈압·아토피·천식을 고쳤다

시마무라 요시유키 지음 | 강봉수 옮김 | 구츠구츠 백성진 감수

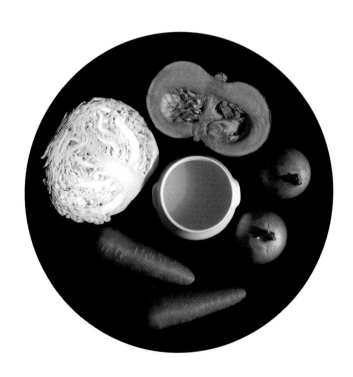

ひ 중앙생활사

'야채'

먹으면 몸에 좋다는 것은 누구나 알지만 어떻게, 얼마나 먹어야 하는지 판단하기 어려운 것이 바로 이 '야채'가 아닐까 싶다. 더욱이 '야채'라고 하면 왠지 싱싱한 날것을 섭취해야 할 것 같아 심적인 부담이 더 크게 느껴지기도 한다.

이런 고민을 안고 있는 많은 사람에게 저자 시마무라 원장은 자신만의 독특한 식이요법을 소개한다. 그 방법은 매우 심플하고 손쉬워서 오히려 의구심마저 들게 한다.

하지만 처절했던 본인의 체험담과 함께 간략하면서도 유머러스한 문장은 자꾸만 다음 장으로 넘기게 한다. 반면 굉장히 과학적인 분석과 설명이 이 책의 내용을 뒷받침해준다.

가장 기본적이면서 일상적인 식사, 즉 모든 먹거리와 건강과 질병이 직결한다 해도 과언이 아닐 것이다. 어쩌면 너무도 식상한 이야기일 수도 있다. 그래서 더욱 실천하기 어려운 것일지도 모르겠다.

특히나 불규칙하고 언밸런스한 식습관이 만연한 현대 사회의 사정을 고려하여 고안한 야채수프 요법은 야채의 가장 기본 단위 영양소의 섭취를 더욱 효율적으로 가능하게 하는 방법이다.

흔히 야채를 조리할 때, 가장 걱정하는 것이 '영양소의 파괴'이다. 하지만 파괴되는 영양소만이 전부가 아니다. 요리가 직업인 감수자도 이 책을 감수하면서 야채에 대한 정의가 변화할 정도로 큰 도움을 받았다.

이 책을 읽는 독자들도 단순히 '야채수프 만드는 법' 한 가지를 얻는 것이 아니라, 다양한 메커니즘에 의한 야채에 대해 새로운 시각을 가질 수 있게 되는 기회가 될 수 있기를 기대해 본다.

구츠구츠 백성진

머리말

요즘 세상에는 '다이어트'라는 단어가 들어간 책이 산더미처럼 많다. 이 책 본문에도 다이어트라는 단어가 들어 있다. 그러나 이 책은 "살만 빼면 그만이야!"라는 여타의 다이어트 책과는 전혀 다르다.

의사로서 매일 많은 환자를 진찰하다 보면, 의식하지 않아도 대부분의 현대병이 비만과 밀접하게 관련되어 있다는 사실을 느끼게 된다. 살을 빼는 것만으로 병이 개선되어 약을 줄이거나 끊는 사람이 많기 때문이다.

그러나 건강하지 못한 다이어트 방법이나 무리한 다이어트 방법은 당연히 건강에 좋지 않다. 이런 방법으로는 결국 좌절과 요요현상이 반복되어 도리어 건강을 해칠 우려가 있다.

무리하지 않고 간단하게 실천할 수 있다면 여러 가지 의미에서(영양적 · 신체적 · 정신적으로) 균형이 좋아지고 건강을 유지할 수 있어,

진정으로 도움이 되는 다이어트라고 말할 수 있다. 이 책에서는 '건강을 위한' 다이어트 방법을 소개하고 있다.

자세한 내용은 본문에도 적었지만, 여기에서 다루는 야채수프는 원래 '매크로바이오틱(Macrobiotic, 자연식)'이라는 식양생법(食養生法)의 일부로 고안된 것이다. 내가 운영하는 병원에서는 장점이 많은 야채수프를 많은 환자에게 권하고 있다.

이렇게 말하면 좀 그렇지만 사실 나는 야채수프에 그다지 큰 기대를 하지 않았다. 그런데 일상적으로 야채수프를 먹고 있는 환자들에게서 믿기 힘들 정도로 비만과 병이 개선된 사례가 속속 나타났다. 나 또한 직접 실천하면서 다양한 효과를 실감했다.

이런 효능을 많은 사람에게 꼭 전하고 싶다는 생각으로 정리한 것이 바로 이 책이다. 건강해지려는 사람은 물론 스타일을 잘 가꾸고 싶은 젊은 사람이 활용해도 좋을 것 같다. 야채수프 다이어트를 실천하면 살이 빠지고 스타일이 좋아질뿐더러 건강해져 생활습관병 예방에 도움이 된다.

현재 살이 쪄서 생활습관병이 걱정스러운 사람이 실천하면 살이 빠져 생활습관병의 예방이나 개선에 큰 효과를 얻을 수 있다. 반면 마른 사람이 실천하면 더 마르지는 않으면서 필요에 따라 몸무게가 늘어 체력이 생긴다. 식사량이 적은 노인이 실천하면 식욕 증진에 도움이 된다.

　이 책에서 소개하는 것은 바로 그런 건강법이다. 물론 효과는 개인차가 있지만 우선은 자신의 몸상태를 잘 체크해보면서 시작해보도록 하자.

　생활습관병 개선의 기본은 균형잡힌 식사법으로 비만을 해결하는 데 있다. 이 책에 나온 방법을 통해 여러분이 '활기찬 인생'을 손에 넣기를 기대해본다.

시마무라 요시유키

contents

'먹는 것'이야말로 건강의 열쇠

2장
몸을 이상적인 상태로 바꾸는 야채수프

3장
건강한 야채수프의 모든 것 대공개

야채수프로 살이 빠졌다! 병이 나았다! 체험수기

5장
야채수프, 이것이 알고 싶다! Q&A

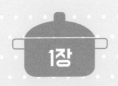

1장

'먹는 것'이야말로
건강의 열쇠

매일 스테이크를
750g이나 먹었다

나는 31세부터 3년간 도쿄 츠키지에 있는 국립암센터에서 근무했다. 그 무렵에는 매일 진료나 수술 때문에 병원 안을 바삐 돌아다녔다. 날이면 날마다 힘든 치료의 연속이었다. '힘듦'이라는 단어에는 나 같은 의사에게는 '어려운 치료', 그리고 생사의 갈림길에 선 환자에게는 '괴로움'이라는 두 가지 의미가 내포되어 있었다.

환자가 죽으면 의사는 패배감에 사로잡힌다. 환자와 가족에 대한 미안함과 현대 의료의 한계에 대한 안타까움으로 발을 동동 구른다. 그렇다고 침울하게 있을 수만은 없다. 더욱더 힘을 내서 암에 맞서지 않으면 사망한 환자에게 다시 한 번 면목이 없어지기 때문이다.

암이라는 병을 상대로 분투하는 날들을 보내는 것은 나 스스로가 바랐던 일이었다. 의학부를 졸업할 때부터 '생명과 관련된 일을 하고 싫다. 그러니까 역시 암 치료를 해야겠다'고 생각하여, 암 치료가 큰 비중을 차지하는 소화기 외과를 선택했다. 그중에서도 사망률이 가장 높아 모두가 두려워 하는 섹션에 도전하고 싶어서 간장(肝腸)을 전공으로 선택했다.

암센터에서 근무하면서 한 사람의 환자라도 더 구하겠다는 일념 아래 바삐 진료를 보면서도 공부도 소홀히 하지 않았다. 이런 고된 생활 속에서 유일하게 한숨 돌릴 수 있는 순간은 식사시간뿐이었다.

근무지가 수산시장으로 유명한 츠키지인 데다, 긴자와도 가까워서 조금만 걸으면 맛있는 가게가 많이 있었다. 초밥집에도 자주 갔지만 누가 뭐래도 가장 많이 다닌 곳은 긴자 1번가에 있던 스테이크 전문점이었다. 나는 고치 현의 시골에서 태어났고, 그곳에서 계속 자랐다. 전쟁이 끝난 지 얼마 되지 않아 아직 일본이 가난하던 시절이었다. 고기를 먹는 것은 1년에 한두 번, 설이나 여름축제같이 특별한 때뿐이었다. 그것도 소고기나 돼지고기가 아닌 고래고기였다. 지금은 오히려 고래고기가 귀한 음식이 되었지만 그 당시에는 소고기가 동경의 대상이었다.

대학에 들어가 도시로 나왔을 때도, 의사가 된 후에도 고기를 먹을 기회는 그다지 없었다. 그런 생활을 계속했기에 처음으로 전문점에서 스테이크를 맛보았을 때 크게 감동했다. 그중에서도 가장 마음에 들었던 것은 소의 등 쪽 뼈에 붙은 고기로 만든 티본스테이크였다. T자형 뼈의 한쪽은 안심, 다른 한쪽은 등심으로 된 티본스테이크는 나에게는 온갖 매력에 휩싸인 환상의 맛 그 자체였다.

게다가 가격도 저렴했다. 나는 완전히 티본스테이크 사로잡혀 매일 750g이나 먹었다. 점심이나 저녁 중 한 번은 스테이크를 먹는 생활을 2년 반이나 계속했다.

몸무게가 늘어나 몸이 안 좋아졌다

스테이크를 먹을 때 알코올은 그다지 많이 마시지는 않았다. 맥주나 와인 한 잔 정도 곁들이는 수준이었다. 그 대신 고기를 실컷 먹은 다음에는 왠지 단것이 먹고 싶어졌다. 그래서 역 매점에서 큰 상자에 든 아몬드 초콜릿을 사서 한 웅큼 입안에 집어넣고는 2~3분 만에 해치웠다.

'고기를 먹으면 단것이 먹고 싶어진다.' 언뜻 이상하게 느껴지지만 실은 제대로 된 이유와 메커니즘이 있다. 나는 훨씬 뒤에야 그 이유를 알았다(자세한 내용은 2장 참조). 물론 그때는 단것을 좋아하지도 않는데 왜 단것이 먹고 싶어지는지 이유를 알지 못했다. 그렇다기보다도 '왜?'라는 의문도 품지 않고 고기와 초콜릿을 그저 '먹고 싶으니까' 먹었다.

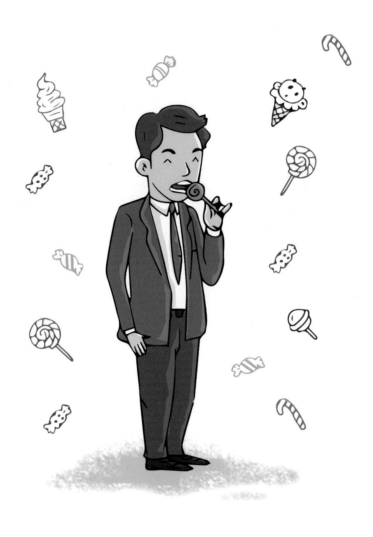

스테이크를 먹은 후에는 반드시 단것이 먹고 싶어졌다

영양학자 가와시마 시로 선생은 유년기에서 노년기까지 '연령대마다 어떤 식사를 할까?'라는 지표를 만들었다. 흥미롭고 재미있는 사고방식으로, 아득히 먼 옛날 생활 속에서 스스로 음식을 조달한다고 가정하고, 그 연령대에서 취할 수 있을 만한 것만 먹고 산다는 가설이다.

어린 시절에는 작은 물고기나 조개는 잡아도 짐승은 잡지 못한다. 청년기와 장년기에는 짐승을 잡을 수 있다. 노년기에는 힘이 달려 쉽게 줍거나 딸 수 있는 나무 열매와 풀 정도만 얻을 수 있다. 이런 측면에서 보면 30대 초반은 고기를 먹어도 좋은 연령대이다. 게다가 매일 분주하게 돌아다니는 힘든 생활을 하고 있었으니 스테이크를 먹는 것이 그리 나쁜 일은 아니었을 것이다.

하지만 역시 매일 고기를 750g이나 먹은 것은 지나친 행동이었다. 옛날 구석기 때는 매일 짐승을 잡지 못해서 며칠에 한 번씩 고기를 먹었을 것이다. 지금의 나는 한 달에 한두 번 정도만 고기를 먹는다. 고기를 먹을 때 고기의 다섯 배 이상의 야채를 먹는 것이 중요하다고 생각하여 그렇게 먹는다. 환자에게도 똑같이 지도하고 있지만, 당시에는 자신의 무모함을 전혀 알지 못했다.

외식 메뉴는 대체로 야채 양이 굉장히 적다. 하물며 점심, 저녁 모두 외식을 했기에 야채 섭취량이 매우 부족한 상태였다. 많은 양의 고기만 계속 먹었기 때문에 아무리 젊어도 몸에 좋을 리가 없었다.

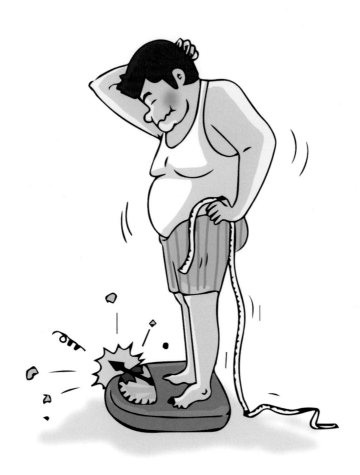

결국 무모한 식생활 때문에 건강이 나빠졌다

음식 탓이라고는 전혀 생각도 하지 못하는 사이에 점점 눈에 띄게 컨디션이 나빠졌다. 키 168cm에 60kg대 후반을 유지하던 몸무게가 서서히 늘어 73~74kg이 되었다. 그리고 몸무게가 늘자 자연히 몸이 무거워지고 쉽게 나른해졌다. 항상 눈이 부어 보이는 것도 걱정스러웠다. 술을 마신 다음 날 눈이 붓는 일은 종종 있었지만, 마시지 않은 날에도 똑같이 눈꺼풀이 부어올랐다.

지금 생각해보면 대사(체내에서의 물질의 변화나 교환)기능이 저하되어 잘 부었던 것 같다. 또한, 변이 가늘고 시원치 않으며 끈적거리기까지 했다. 변비까지는 아니지만 변의 질이 달라진 것은 확실했다.

게다가 나는 어린 시절부터 냉증이 있어 잠잘 때 할머니의 다리 사이에 발을 넣으면 할머니가 따뜻하게 감싸주시고는 했다. 냉증은 30세가 되어도 계속되었고 증세도 더욱 심해졌다. 냉증은 여성의 전유물로 생각하기 쉬우나 사실은 남성에게도 많이 발생한다. 고기를 먹으면 몸이 후끈거린다는 사람도 있지만 나는 반대로 고기를 먹을수록 냉증이 심해지는 것 같았다.

마침내 격렬한 통풍 발작이 찾아왔다

이 당시 저조한 컨디션 속에서도 가장 힘들었던 것은 33세에 발병한 통풍(고요산혈증)이었다. 통풍은 혈액 속에 요산이라는 물질이 많아져서 그 결정이 축적되어 생기는 병으로, 요산의 결정이 손발 등의 관절에 쌓여 발작적인 통증을 일으킨다. 요산은 푸린체라는 물질로 이루어져 있고, 이 푸린체는 체내에서도 만들어지는데, 육류나 맥주 등에 많이 포함되어 있다.

나는 원래 요산치가 비교적 높았는데 육식의 영향으로 더욱 높아져 가장 높을 때는 9.4mg/dl(성인 남성의 기준치는 4.0~6.5mg/dl)이었다. 요산치와 통풍 발작이 반드시 비례하는 것은 아니지만, 요산치가 계속 높은 수치를 유지하면 발작의 위험성도 높아진다. 지금 생각해보면 당시의 나는 통풍이 일어날 수밖에 없던 상태였다.

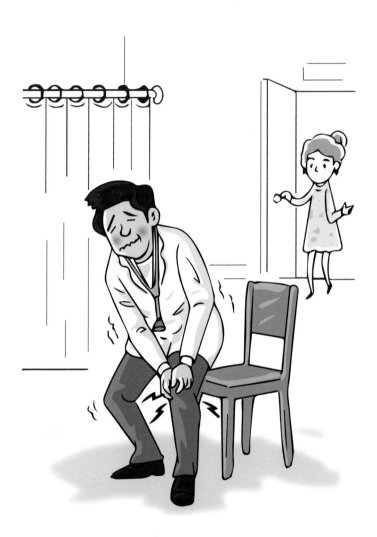

심한 통증에 다리가 저리기도 했다

통풍은 여러 관절에서 발생하는데 일반적으로 엄지발가락 관절부위에서 많이 발생한다. 나도 처음에는 이곳에서 통풍이 발병했다. 갑작스레 엄습해온 통풍 발작은 소문으로 들은 것보다 더 심한 통증이었다. 평소에는 상당히 참을성이 강한 나였지만 통풍에는 두 손 두 발다 들고 말았다. '바람만 불어도 아프다'는 표현이 딱 들어맞을 정도로 사람이 옆에서 걷기만 해도 그 진동으로 격렬한 통증이 일어났다. 강력한 좌약 진통제를 사용했지만 통증이 한창 심할 때는 그다지 큰 도움이 되지 못했다. 다리가 부어올라 마음대로 걸을 수조차 없어서 다리를 절며 일을 했다.

통증은 1주일 만에 사라졌지만 이후 복사뼈나 발뒤꿈치 등으로 부위를 바꿔가면서 2~3개월에 한 번, 주기적으로 통풍 발작이 찾아왔다.

통풍이 길게 계속되면 다리나 귀, 무릎 등에 작은 혹 같은 통풍결절(요산의 결정)이 생기는 경우가 있다. 나 역시 나도 모르는 사이에 통풍결절이 귀밑 부분에 생겼다. 일단 한 번 생긴 통풍결절은 요산치가 내려가도 사라지지 않는다. 고요산혈증은 동맥경화가 진행되는 원인중 하나이며 더 나아가서는 심장이나 신장에도 안 좋다고 한다. 나는 그제야 걱정이 돼서 스테이크 먹는 횟수를 줄였다. 하지만 통풍 발작은 사라지지 않았다.

요산 수치를 내리는 약이 있었지만 귀찮은 걸 싫어하는 나는 약 먹는 것을 종종 잊고 말았다. 바로 '의사의 불섭생' 즉, 중이 제 머리 못

깎는다는 말 그대로였다. 그 후로도 약 20년간 2~3개월마다 통풍 발
작이 계속되었다.

시마무라 토털 케어 클리닉 설립

애초에 그때까지의 나는 스스로의 건강상태에 신경을 쓸 시간적 여유가 별로 없었다. 내가 목표로 하고 있는 암 치료를 위해 열정적으로 활동하고 있었기 때문이다. 국립암센터에서 3년간 근무한 후 국립요양소인 마쓰도병원으로 옮겼다. 이곳은 암 치료 기술이 발전된 곳은 아니었지만, 암센터에서 배운 기술과 방침을 도입하여 부족한 설비를 최대한 활용하면서 암 치료에 전념했다.

고맙게도 원장 선생님의 전면적인 협조 덕분에 다른 암센터에서도 실력 있는 의사들이 지원을 와주기도 했었다. 그러는 사이에 일본에서 최상급 암 치료를 할 수 있게 되었고 환자 수도 늘었다.

이제는 지난 이야기니까 털어놓는 것이지만, 그곳에서 당시 각부 장관 8명 정도를 치료한 적도 있었다. 열심히 노력하고 질 높은 치료를 계속하다 보면 언젠가는 반드시 높은 신뢰와 평가를 얻는다는 것을 몸소 체험했다.

그 후, 국립암센터 히가시병원의 외과의장(외과의 수석 의사)을 거쳐 지바니시 종합병원의 원장으로 8년 반 동안 근무했다. 그곳에서는 의사로서 치료에 힘쓰는 한편, 관리직으로 경영에 관해서도 배울 수 있는 아주 좋은 기회를 가졌다.

의사로 30년을 보내고 나니 사회공헌을 하고 싶어졌다. 어떤 형태로 공헌할 수 있을까 줄곧 고민을 하던 중에 지금까지 언급한 경험들과 더불어 다양한 만남과 지지를 통해 차츰 비전이 정리되어 갔다.

그렇게 2001년 12월, 지바 현 마쓰도 시에 내가 지향하는 의료를 실현하기 위한 현 '시마무라 토털 케어 클리닉(이후 시마무라 클리닉이라 칭함)'을 개설하였다. 여기서 '토털 케어'란 육체적 치료와 정신적 치료를 병행한다는 의미이다.

나의 전문인 간암 환자의 경과를 지켜보다 보면, 치료를 해도 바로 재발하는 사람도 있고, 오랫동안 재발하지 않는 사람도 있다. 재발하지 않는 사람과 재발해도 암의 진행이 느린 사람 중에는 식사를 비롯한 전반적인 생활 관리를 잘 하는 사람이 많다.

이 경험을 바탕으로 식사나 운동은 물론 마음가짐이나 인생의 보람, 인간관계 등 생활 전반을 파악하는 것이 얼마나 소중한지 통감했다. 이런 관점에서 태어난 발상이 토털 케어다. 질병만을 보는 것이

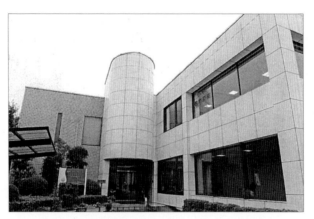

전인적 치료를 행하는 시마무라 토털 케어 클리닉

아니라 인간 전체를 살피는 의료에 힘쓰자는 것이다. 그중에서도 가
장 중요한 것은 우리가 먹는 음식이다.

　외과의사로 계속 수술을 해온 의사가 음식의 중요성을 이야기하면
위화감을 느끼는 사람이 있을 수도 있다. 하지만 나는 생사의 갈림길
에 서 있는 환자의 치료를 반복해왔기 때문에 예방의료의 중요함을
절실히 느끼고 있다. 그래서 질병의 치료를 위해서는 음식 문제를 제
외해서는 안 된다고 생각한다.

'음식'과 관련된 기적 같은 우연

이런 나의 방침은 처음부터 확신했던 것은 아니다. 몇 번의 우연과 만남이 겹치면서 서서히 확신을 갖게 되었다. 첫 번째 계기는 아내의 친척 중에 요리의 달인들과의 만남에 있었다. 내가 그들 남편의 주치의였던 것을 인연으로 서로 교류하던 중 '매크로바이오틱'이라는 식양생법에 관한 이야기를 들을 기회가 늘어났다. 매크로바이오틱의 기본은 '동물성 단백질과 지방의 과잉 섭취를 줄이고 곡물이나 야채, 해초, 콩류를 듬뿍 섭취하는 것'이다. 간단히 말하면 곡물채식이다.

곡물채식의 일부이면서 중요한 위치를 차지하는 것이 이 책의 테마인 '야채수프'이다. 이것은 양배추, 양파, 당근, 호박의 네 가지 야채를 끓여 만든 수프로 단맛이 강하기 때문에 정식 명칭은 '달콤한 야채수프'이다. 시마무라 클리닉에서는 정식 명칭으로 부르고 있으나 이 책에서는 '야채수프'라는 호칭으로 통일하겠다.

나는 간장(肝臟) 전문 의사로서 현대 영양학에 근거한 식사요법을 영양사와 함께 25년 동안 연구해왔다. 그러나 이전의 식사요법과는 차원이 다른 야채수프와 곡물채식, 매크로바이오틱 등의 이야기를 들은 것은 처음이었다. 그들의 이야기는 신선하고 설득력이 있었기 때문에 들을수록 음식에 대한 고민이 점점 더 커져갔다.

게다가 아내는 친척에게 배운 야채수프와 곡물채식으로 심한 꽃가루 알레르기가 좋아진 경험도 있었다. 이후 아내는 매크로바이오틱 공부를 했고 그에게서 들은 여러 가지 이야기를 진료할 때 참고하기도 했다.

그리고 나는 지난 1997년에 지역 사람들이 감동적인 체험과 건강관리를 통해 장수하길 바라는 마음으로 '활기찬 모임'이라는 스터디 단체를 만들었다. 단체의 회원들도 협력해주어 식사에 관해 지속적으로 공부하면서 구체적인 구상을 할 수 있었다.

이리하여 '몸에 좋은 음식'을

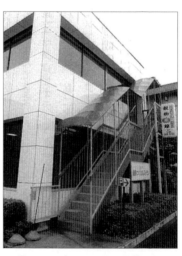

클리닉과 함께 개설한 곡물채관

제공하는 레스토랑 '곡물채관'을 겸비한 시마무라 클리닉을 열게 되었다. 곡물채관을 개관하는 데 큰 역할을 한 아내가 운영자 겸 매니저를 맡았다. 그리고 얼마 안 되어 지바니시 종합병원에서 함께 일했던 간호사 마쓰시타 유미 씨에게 시마무라 클리닉으로 와달라고 부탁했다. 환자들이 건강을 지킬 수 있도록 다각적으로 조언해주는 마쓰시타 씨의 열성적이고 참신한 작업 스타일을 알고 있기에 시마무라 클리닉에서 활약해주길 원한 것이다.

마쓰시타 씨가 시마무라 클리닉에 왔을 때 "나도 옛날부터 매크로바이오틱을 하고 있어요"라고 말해서 깜짝 놀랐다. 들어보니 이미 30년 가까이 직접 체험하면서 지도도 하고 있는 베테랑이라고 했다. 종합병원에서는 이단아 취급을 받을 것 같아 이 사실을 말하지 않았던 것이다. 이런 기적 같은 우연이 겹쳐서 마쓰시타 씨가 야채수프를 비롯한 곡물채식 지도를 해주기로 했다.

놀라운 사례가 속출

앞서 말한 대로 나는 현대 영양학의 일반적인 식사요법이라면 이미 25년이나 해왔었다. 하지만 그다지 극적인 개선이나 큰 효과를 느낀 적은 없었다. 그러나 시마무라 클리닉을 열어 야채수프를 비롯한 곡물채식을 지도하기 시작하자 놀라운 효과가 나타났다. 뒤에 나오는 '시마무라 클리닉의 야채수프 효과'란 표로 나타낸 것이 바로 그 예이다.

이 표에 예를 든 환자들 모두 처음에는 표준몸무게보다 20% 이상 초과한 비만이었다. 그러나 각각의 차이는 있지만 야채수프를 먹기 시작하자 예외 없이 몸무게가 줄었다.

1개월에 몸무게를 5kg 감량하여 콜레스테롤 수치가 기준치 내로 안정된 사람, 1개월에 7kg 감량하여 간 기능 수치가 개선된 사람, 4개월에 5kg 감량하여 혈당치와 요산치가 정상이 된 사람, 5개월에 10kg 감량한 사람, 7개월에 11kg 감량한 사람, 200mmHg나 되었던 최대혈압이 정상이 된 사람 등 모두 눈에 띄게 개선되었다.

이것은 일부 사례에 불과하며 다른 많은 환자의 혈당치, 혈압, 콜레스테롤 수치, 중성지방 수치 등의 검사 수치가 개선되었다. 특히 강압제(혈압을 낮추는 약)를 복용하던 고혈압 환자 중에서는 혈압이 내려

※ 시마무라 클리닉의 야채수프 효과

체험자	기간	체중(kg)	개선된 증상	시작할 때의 수치	개선 후	기준치
A씨	8개월	-9	HbA1c 총콜레스테롤	9.6 305	5.6 183	4.3~5.8% 219mg/dl 이하
B씨	4개월	-5	요산치 혈당치	5.6 130	4 77	5.2mg/dl 이하 109mg/dl 이하
C씨	1개월	-5	HbA1c 총콜레스테롤	6.8 312	6.1 180	4.3~5.8% 219mg/dl 이하
D씨	24개월	-7	혈압	200/100	130/70	140/90mmHg
E씨	5개월	-10	HbA1c	8.5	4.1	4.3~5.8%
F씨	7개월	-11	HbA1c	8.5	4.9	4.3~5.8%
G씨	3개월	-2	HbA1c 총콜레스테롤	11.1 239	6.9 217	4.3~5.8% 219mg/dl 이하
H씨	1개월	-7	총빌리루빈 GOT GPT	4.6 109 305	1.1 28 22	0.2~1.0mg/dl 10~40 5~40

※ 간호사 마쓰시타 유미 씨의 조사

가 약이 필요 없어진 환자가 늘었다. 현재 고혈압이 개선된 환자 수는 37명을 웃돌고 있다.

가장 놀라운 것은 오랫동안 피부과에서 치료해도 낫지 않았던 중증 아토피 피부염까지 좋아졌다는 사실이었다. 최근에는 온몸에 생긴 습진으로 전신에 부스럼 딱지가 앉아 클리닉에 찾아온 환자도 있었다. 진료를 받는 순간에도 부스럼 딱지가 부슬부슬 떨어져 진료실 마루를 새하얗게 만든 젊은 남성 환자 역시 야채수프와 곡물채식으로 좋아진 사례 중 하나가 되었다.

아토피뿐만 아니라 천식이나 꽃가루 알레르기도 증상이 좋아졌다. 앞서 말했듯이 나의 아내도 극적으로 꽃가루 알레르기의 증상이 개선되었다. 그리고 많은 환자가 '심한 변비나 어깨 결림이 사라졌다', '냉증이 개선되어 몸이 따뜻해졌다', '쉽게 지치지 않게 되었다', '푹 잘 수 있게 되었다' 등 다양한 효과를 말하고 있다. 더 나아가서는 정신적으로도 안정되어 초조한 마음이 사라졌다는 변화도 볼 수 있었다. 우울증 상태가 개선되기도 했다.

효과가 나타나는 시기는 개인차가 있기 때문에 한마디로 말할 수 없지만 빠른 사람은 1개월, 대부분은 3~4개월, 시간이 걸리는 사람도 6개월에서 1년이면 다양한 개선사항을 확인할 수 있다.

통풍 발작이 멈췄다

나도 야채수프와 곡물채식을 실천해서 믿을 수 없을 만큼 여러 증상이 개선되었다. 첫 번째로 20년 동안 발병됐던 통풍 발작이 완전히 멈췄다. 과하게 늘어났던 몸무게도 쉽게 줄었으며, 병원 개업 이후 높아진 혈압도 기준치 내로 떨어졌다. 배변이 좋아지고 얼굴의 기미와 냉증이 사라졌으며, 하루에 13시간씩 일해도 피곤한 걸 모를 정도로 좋은 일뿐이었다.

환자들의 경과와 나의 체험을 통해 '건강 만들기의 기본은 음식에 있다'는 것을 확실하게 깨달았다. 물론 경우에 따라 약물치료도 병행해야 하지만 기반이 되는 것은 역시나 '음식'이다.

'음식'이란 흔히 말하는 식사요법이 아니라 '근본적으로 몸에 좋은 식사'를 말한다. 식사 전체를 곡물채식으로 하는 것이 가장 이상적이지만 부분적으로 실천하는 것도 효과가 있다. 곡물채식 중 하나로 손쉽게 할 수 있으면서 큰 효과를 발휘하는 것이 바로 야채수프이다.

매일 밥은 그대로 먹되 야채수프를 곁들이는 것만으로도 몸은 확실히 달라진다. 야채수프로 조금씩 몸이 좋아지면서 간식을 먹지 않고 과식도 방지할 수 있어 자연스레 전반적인 식생활이 건강해진다. 야채수프가 건강의 실마리 혹은 계기가 되는 것이다.

야채수프의 효과 중에서도 특히 주목할 것은 비만의 개선이다. 야채수프를 먹기 시작하면 웬만한 폭음, 폭식을 하지 않는 한 비만이 개선된다. 특히 내장 사이와 그 주위에 붙은 내장지방이 효율적으로 빠진다. 내장지방은 인체의 장기 내부와 장기와 장기 사이의 공간 등에 축적된 지방을 말한다. 내장비만의 경우 대개 배가 볼록 튀어나오는데 몸이 말라도 내장지방일 수 있다.

내장지방이 과도하게 쌓이는 이유로 노화, 과식, 운동부족, 유전적 영향 등이 복합적으로 작용하는 것으로 알려졌다. 또 설탕을 많이 섭취할수록 내장지방이 늘어나며 알코올과 스트레스, 흡연 등도 원인이 된다.

내장비만인 사람들은 몸에 독소를 쌓아두고 있다고 생각하면 된다. 한번 쌓인 독소는 계속해서 체내에 남아 유해 활성산소를 반복해서 발생시켜 몸속 세포에 해를 끼친다. 내장지방은 당뇨병, 고혈압, 고지혈증 같은 생활습관병의 위험을 높인다. 앞서 설명했듯이 생활습관병에 관련된 다양한 검사 수치가 좋아지는 것은 내장지방의 감소와 인슐린 저항성의 개선에 따른 부분이 크다고 볼 수 있다.

따라서 다음 장에서는 주제를 '비만'으로 좁혀서 야채수프의 효과에 관해 이야기하려고 한다.

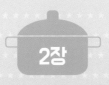

2장

몸을 이상적인 상태로
바꾸는 야채수프

드라마틱한 다이어트 효과가
TV에도 방송되었다

2007년 1월 4일 낮 TV 프로그램 〈오후는 ○○ 마음껏 TV〉(니혼TV 계열)에서 시마무라 클리닉이 협력한 실험 하나를 소개했다. 30~60대의 남녀 10명이 시마무라 클리닉에서 환자에게 권하는 야채수프를 먹고 나타난 몸무게 등의 변화를 조사했다. 실험기간은 4주였고 10일이 지났을 때 중간보고 측정을 했다.

조사한 항목은 몸무게와 허리둘레, 내장지방, 혈중 콜레스테롤 수치, 간 기능 검사 수치 등이었다. 여기서 말하는 허리둘레는 배꼽 높이에서 재는 치수로 내장지방의 양을 제대로 반영한다. 내장지방 레벨을 알 수 있는 간편한 방법은 허리둘레이다. 남성은 85cm 이상, 여성은 90cm 이상이면 내장지방형 비만으로 판정한다(대한민국의 기준은 남성은 90cm 이상, 여성은 85cm 이상이다).

내장지방 축적량을 정확하게 알기 위해서는 CT(컴퓨터단층촬영) 검사로 배꼽 높이의 몸 단면도를 찍어 내장지방의 면적을 조사한다(단위는 cm^2). $100cm^2$ 이상은 내장지방형 비만으로 판정한다.

중간보고 결과는 놀라웠다. 불과 10일 만에 평균적으로 몸무게는 1.05kg, 허리둘레는 2.87cm나 줄었다.

가장 큰 변화를 보인 것은 35세의 여성으로 몸무게가 58.5kg에서 55.9kg으로 2.6kg 줄었고, 허리둘레는 92.4cm에서 87.5cm로 4.9cm 줄었다(신장은 142.2cm).

또 33세의 여성은 몸무게가 1.1kg 줄고 혈중 콜레스테롤 수치가 232mg/dl에서 150mg/dl로 내려갔으며(기준치는 219mg/dl 이하), LDL 콜레스테롤(Low Density Lipoprotein, 몸에 나쁜 콜레스테롤) 수치는 160mg/dl에서 137mg/dl로 내려갔다(기준치는 139mg/dl).

61세 여성은 몸무게가 57.5kg에서 0.5kg 줄어 57kg이 되면서 간 기능 검사 수치 GOT가 43단위에서 25단위로 줄었다(기준치는 10~40단위). 4주 후 10명의 평균 몸무게는 2.54kg, 허리둘레는 5.3cm 줄었다. 그리고 내장지방의 감소가 가장 컸던 사람은 $20cm^2$ 이상이나 줄었다.

구체적인 예를 들면 61세 여성은 내장지방이 $94.9cm^2$에서 $72.5cm^2$로 $22.4cm^2$ 줄었다. 45세 여성은 $46.2cm^2$에서 $25.1cm^2$로 $21.1cm^2$ 줄었다. 이 실험에 모니터 요원으로 참여한 사람들 모두 떨 듯이 기뻐했던 것은 말할 필요도 없을 정도였다.

다른 프로그램에서는 전 피겨 스케이팅 선수인 와타나베 에미 씨에게 협력을 요청해 야채수프를 2주일 먹은 후의 변화를 조사했다. 그 결과, 몸무게는 65.2kg에서 62.9kg으로 2.3kg 감소하였고(신장은 155cm), 허리둘레는 93.8cm에서 84.0cm로 9.8cm나 줄었다. 또 내장지방은 51.3cm²에서 41.3cm²로 10cm² 줄었다.

와타나베 씨는 야채수프 다이어트를 시작하기 전 스케이트를 가르치고 있는 아이들에게 "몸이 무거워진 후 하지 못했던 1회전 반 점프를 꼭 보여주고 싶다"고 말했었다. 다이어트 후 점프에 도전하여 멋지게 성공했다.

모니터에 참석한 사람들과 와타나베 씨는 거의 평소처럼 식사를 하고 야채수프만 먹었을 뿐인데 큰 성과를 얻었다. 예상외의 결과에 우리도 놀랄 정도였다.

그렇다면 어떻게 야채수프는 이와 같은 비만 개선 효과를 발휘하는 것일까? 그 이유를 알기 위해서는 먼저 '사람은 왜 살찌는가?'라는 질문을 이해할 필요가 있다.

살이 찌는 배경에는
'음식의 불균형'이 있다

'왜 살이 찌는 걸까?'라는 질문의 답은 과식이다. '사용하는 에너지(열량) 이상으로 먹기 때문'이라고 누구나 대답할 수 있다. 섭취에너지가 소비에너지를 웃돌기 때문에 남은 에너지가 체지방으로 축적되어 비만이 된다. 그럼 왜 과식하는 것일까?

의지가 약하니까, 스트레스를 먹는 것으로 푸니까, 단것을 좋아하니까 등 다양한 대답이 있을 것이다. 그중에서도 다이어트를 번번히 실패하는 사람은 의지가 약하다는 걸 강조할지도 모른다.

그러나 식사한 지 얼마 되지 않아 간식을 먹어버리거나 단것을 먹는 것은 단지 의지의 문제만으로 정리할 순 없다. 이게 무슨 뜻일까? 지금부터 설명하겠다.

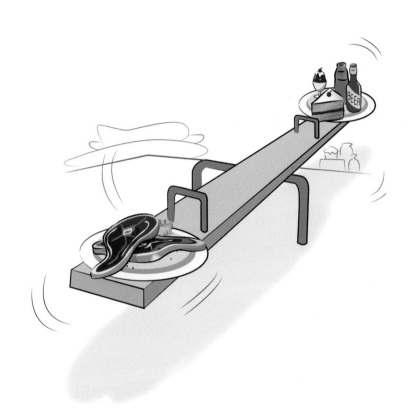

음양의 부조화가 비만을 부른다

시마무라 클리닉에서 간호사로 근무했던 마쓰시타 씨(현 유미 건강 상담실 운영)가 지도하는 매크로바이오틱의 이론에 따르면, 고기는 몸을 뜨겁게 만드는 양성식품이다. 따라서 고기를 지나치게 섭취하면 몸은 균형을 잡기 위해 몸을 차갑게 만드는 음성식품을 원한다. 음성식품의 대표적인 예는 설탕과 알코올이다.

1장에서 젊은 시절 매일 스테이크를 먹었던 이야기를 했다. 그 무렵 괜히 단것이 먹고 싶어져 아몬드 초콜릿을 많이 먹었다고 했는데 이것은 바로 이 이론에 따른 결과이다. 이론에 따라 '몸을 뜨겁게 만드는 고기를 너무 많이 먹어서 몸을 차게 만드는 단것이 먹고 싶어졌다'는 것을 잘 알 수 있다.

이때 균형을 유지하며 적절하게 단것을 먹으면 그나마 괜찮지만 그러기가 쉽지 않다. 이번에는 단것을 지나치게 많이 먹어서 다시 고기가 먹고 싶어진다. 시소가 수평으로 균형을 잡지 못하고 '이쪽으로 쿵, 저쪽으로 쿵' 하고 반복하는 동안에 고기도 단것도 과식하여 결국 총에너지가 계속 늘어나 비만이 된다. 모든 사람이 이렇게 비만이 되는 것은 아니지만 현대인에게서 굉장히 많이 보이는 패턴이라고 할 수 있다.

그 당시의 나도 고기도 단것도 그저 '맛있으니까 먹는다'는 생각으로 어떠한 문제의식을 가지고 있지 않았지만, 실은 몸 상태를 악화시키는 악순환의 연속이었다. 미국에 가면 일본인 중에서 놀랄 만큼 많은 양의 고기요리를 먹고, 놀랄 만큼 크고 달달한 케이크를 먹는 사람을 자주 보는데, 이런 상황도 앞서 말한 이론으로 설명할 수 있다.

불균형한 식생활이란 상대적으로 '무언가 부족하다'는 몸의 신호이다. 몸이 안정되지 않고 부족함을 채우고 싶다는 강한 욕구가 몸에서 일어나기 때문에 의지만으로 저항하는 것은 상당히 힘든 일이다.

곡물이나 야채, 해초, 콩류 등은 매크로바이오틱의 이론에 따르면 중성식품 즉, 몸을 뜨겁게도 차갑게도 하지 않는 균형 잡힌 식품이다. 그중에서도 야채는 현대인에게 부족하기 쉬운 비타민이나 미네랄, 식이섬유, 체내의 유해 물질을 제거하는 '피토케미컬(Phytochemical)'을 듬뿍 포함한 우수한 식품이다.

피토케미컬을 흡수가 잘 되는 형태로 손쉽게 섭취하는 방법이 바로 '야채수프'이다. 야채수프를 먹으면 몸은 뜨겁지도 차갑지도 않게 안정된다. 다음의 그림을 보면 시소가 수평으로 멈춘 상태에서는 부족함이 생기지 않는다. 섭취열량의 문제가 아니라 만족감이 채워져 간식과 과식은 자연히 사라진다.

따라서 고생하지 않고 편안히 살을 뺄 수 있다. 의지의 힘으로 참는 다이어트는 일단 성공해도 반드시 요요현상이 나타난다. 하지만 야채수프를 활용한 다이어트는 음식의 법칙을 거스르지 않고 자연체로 임하는 방법이므로 편안하고 오래할 수 있으며, 요요현상도 거의 일어나지 않는다.

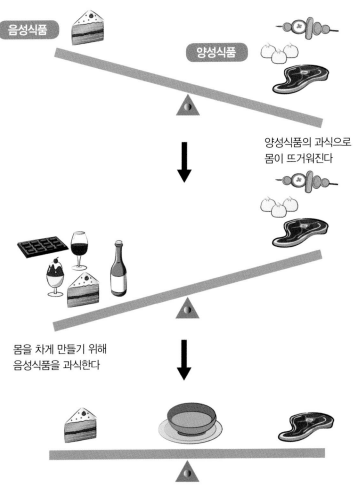

음성식품

양성식품

양성식품의 과식으로
몸이 뜨거워진다

몸을 차게 만들기 위해
음성식품을 과식한다

중성식품인 야채수프를 먹으면 음양의 균형이 이루어진다

식생활의 균형을 잡아주는 야채수프

살이 찌면 이런 병에 걸리기 쉽다

비만이 되면 다양한 병에 걸리기 쉽다. 우선 하반신이 물리적으로 부담을 받아서 요통이나 무릎 관절이 변형되기 쉽다. 변형성슬관절증은 무릎 통증의 가장 큰 원인을 차지하며 중장년 여성에게서 많이 볼수 있다. 안짱다리, 다리의 근육 저하와 함께 비만이 주된 원인이 되어 생기는 병이다.

또 수면 시에 코 고는 소리가 크고 단시간 호흡정지를 반복하는 수면무호흡 증후군도 살이 쪘을 때 쉽게 발생한다. 이것을 내버려두면 뇌와 몸에서 산소부족으로 심장병이나 뇌혈관 장애의 위험성이 평소보다 2~3배 높아진다고 한다.

그 밖에도 비만은 암의 위험요인으로도 알려져 있다. 대표적인 것은 대장암, 유방암, 자궁체암, 전립선암 등이다. 특히 대장암과 유방암

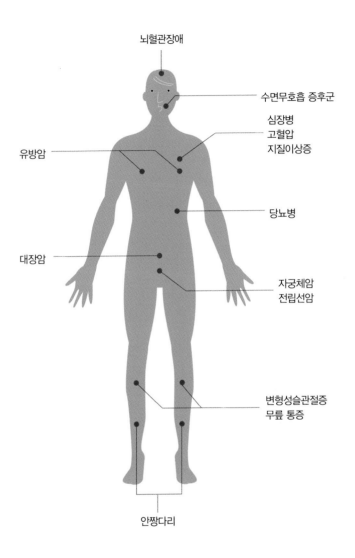

뇌혈관장애

수면무호흡 증후군

심장병
고혈압
지질이상증

유방암

당뇨병

대장암

자궁체암
전립선암

변형성슬관절증
무릎 통증

안짱다리

비만은 다양한 병을 부른다

은 최근 계속 증가하는 추세인데, 그 배경에는 지방섭취량과 비만의 증가가 있다.

그리고 요즘 비만과의 연관성으로 특히 주목받고 있는 것은 당뇨병, 고지혈증, 고혈압 같은 생활습관병이다. 이와 관련해서 인슐린 저항성과의 관계도 주목받고 있다. 인슐린은 세포에 에너지원이 되는 포도당을 만들어주는 호르몬이다. 인슐린 저항성이란 세포가 인슐린에 잘 반응하지 못하여 포도당이 원활히 들어가지 않는 상태를 말한다. 살이 찌면 이런 상태에 쉽게 빠진다. 그러면 혈액 중에 포도당이 남아돌아 당뇨병이 발병하거나 악화된다. 더불어 지방세포와 혈관 안쪽의 내피세포에도 에너지원인 포도당이 잘 흡수되지 않으므로 고지혈증과 고혈압도 쉽게 일어난다. 또한, 인슐린 저항성이 높으면 당질과 지질의 대사가 저하되어 더욱더 비만을 불러오는 악순환에 빠지고 만다.

당뇨병, 고지혈증, 고혈압이 심근경색(심장 혈관이 막혀서 발생하는 병)과 뇌경색(뇌의 혈관이 막혀서 발생하는 병)의 위험성을 높인다는 것은 잘 알려져 있다. 그러나 최근에는 당뇨병, 고지혈증, 고혈압의 검사치가 상당히 높아져도 한 가지 증세만 단독으로 진행되면 심근경색과 뇌경색이 일어나지 않는다는 사실이 밝혀졌다. 오히려 각각 질병의 정도가 심하지 않더라도 당뇨병, 고지혈증, 고혈압에 비만이 추가된 네 가지 증상이 중복될 때 위험하며, 이때 심근경색과 뇌경색이 발

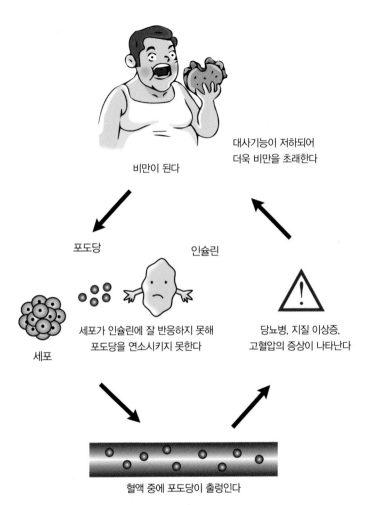

비만이 된다

대사기능이 저하되어
더욱 비만을 초래한다

포도당

인슐린

세포

세포가 인슐린에 잘 반응하지 못해
포도당을 연소시키지 못한다

당뇨병, 지질 이상증,
고혈압의 증상이 나타난다

혈액 중에 포도당이 출렁인다

비만과 인슐린 저항성의 악순환

배꼽 부위에서 잰
허리둘레

85cm 이상(남성)

90cm 이상(여성)

혈압

수축기(최대혈압) 130mmHg 이상

또는

확장기(최소혈압) 85mmHg 이상

공복 시의 혈당 수치 ············· 110mg/dl 이상

중성지방 수치 ····················· 150mg/dl 이상

또는

HDL 콜레스테롤 수치 ············· 40mg/dl 이상

이 중 2개 이상 해당할 경우

대사증후군의 진단기준(일본)

생한다고 한다.

그래서 이들이 모두 발병한 상태를 이전에는 죽음의 사중주, 인슐린 저항성 증후군, 신드롬 X 또는 비만 중에서도 내장지방과 깊은 관련이 있어 내장지방 증후군 같은 여러 가지 이름으로 불렀다. 이 명칭들을 하나로 정리하려고 1998년 WHO(세계보건기구)에서 정의한 것이 요즘 화제를 모으고 있는 '대사증후군(메타볼릭 신드롬)'이다.

비만, 당뇨병, 고지혈증, 고혈압 등 각각의 진행 상황이 초기나 중기라도 이 네 가지가 합쳐지면 심근경색과 뇌경색의 발생률이 높아지는 것을 두고 경고의 의미에서 나온 말이기도하다. 앞서 말한 대로 비만이 되면 다른 세 가지 증상의 위험성도 높아지므로 비만은 대사증후군으로 가는 지름길이라고 할 수 있다.

내장지방, 당뇨병, 고지혈증, 고혈압의 치료를 빙산에 비유하면 알기 쉽다. 수면 아래의 큰 얼음에 해당하는 것은 앞서 말한 인슐린 저항성이 높아지고 있는 기본적인 신체 상태이며, 그 근본에는 과식과 운동부족이라는 생활습관이 있다. 그것이 표면화되어 물 위에 얼음조각처럼 나온 것이 각각의 병이다.

약으로 치료하는 것은 물 위로 나온 얼음을 깎는 것에 불과하다. 식사요법과 운동요법에 따라 수면 아래 상태를 잘 조절하지 않는 한 얼음 전체는 작아지지 않으며, 병은 근본적으로 개선되지 않는다.

식사요법과 운동요법은 인슐린 저항성을 차츰 경감시키고, 당질과

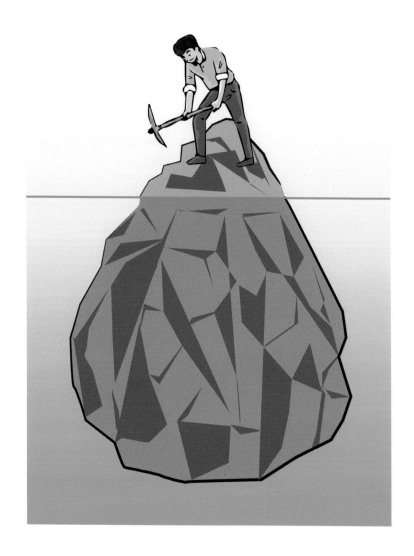

수면의 얼음을 아무리 깎아도 근본적으로 개선되지 않는다

지질의 대사를 개선하는 기본적인 치료법이다. 약물치료는 식사요법과 운동요법을 병행해야만 효과가 올라간다. 그리고 식사요법의 주축으로 큰 힘을 발휘하는 것이 곡물채식이며, 누구라도 부담 없이 발을 들여놓을 수 있는 입구는 야채수프이다.

비만을 스스로 체크하는 방법

비만이란 '체지방이 과다인 상태'를 말하는데 정말 자신이 비만인지 아닌지 제대로 파악하는 것이 중요하다. 통상적인 기준으로는 신장과 몸무게의 비율로 판단한다. 현재 가장 널리 사용하는 것은 다음의 계산법으로 체질량지수(BMI)라는 판정법이다.

BMI = 몸무게(kg) ÷ [신장(m) × 신장(m)]

이것으로 산출한 수치에 따라 판단한다.

• 18.5 미만이라면 '마름'
• 18.5 이상 25 미만이라면 '보통'

• 25 이상이라면 '비만'

숫자가 25 이상으로 커질수록 비만도도 높아진다. 통계적으로 가장 병이 적은 BMI 수치가 대략 22라서 22를 표준몸무게로 정한다.

또한, BMI 수치를 이용한 계산법으로 신장을 통해 표준몸무게를 산출할 수 있다.

표준몸무게(kg) = 신장(m) × 신장(m) × 22

예를 들면 몸무게가 60kg이고 신장이 160cm인 사람이라면 BMI = 60 ÷ (1.6 × 1.6) = 약 23.4로 '보통'에 속한다. 하지만 표준몸무게는 약 56.3kg으로 가능하면 이것을 목표로 삼는 것이 좋다.

신장과 몸무게의 비율로 판단하는 BMI는 근육이 많아서 몸무게가 무거운 사람에게는 다소 적용하기 어려울 수도 있다. 그러나 대부분 사람에게는 적용할 수 있는 편리한 지표이므로 평소 비만 판정과 몸무게 조절에 도움이 된다.

최근에는 비만을 피하지방형 비만과 내장지방형 비만으로 크게 나눈다. 전자는 문자 그대로 피하지방이 많은 타입으로, 아랫배에서 허리에 걸쳐 풍만한 체형이 되기 쉬워서 하반신 비만형 또는 서양배형 비만이라고도 부른다. 남성보다 여성에게 많은 비만 타입이다.

후자는 복부의 내장 주위에 지방(내장지방)이 많은 타입으로, 배의 윗부분이 풍만한 체형이 되기 쉬워서 상반신 비만형 또는 사과형 비만이라고도 부른다. 이것은 여성보다 남성에게서 많이 볼 수 있다.

겉보기에 '비만' 같은 이미지는 전자지만 생활습관병이나 대사증후군을 일으키기 쉬운 것은 오히려 후자이다. BMI 측정으로 비만을 판정할 때 앞서 말한 대로 허리둘레가 남성은 85cm, 여성은 90cm를 넘으면 내장지방형 비만을 의심할 필요가 있다(우리나라 기준은 남성 90cm, 여성 85cm).

내장지방형 비만은 피하지방형보다 식사 개선효과가 빨리 나타난다는 특징도 있다. 그러므로 야채수프를 활용한 다이어트를 권한다.

BMI의 산출법

BMI = 체중(kg) ÷ [신장(m) × 신장(m)]
신장 160cm이고 체중 60kg이라면
60 ÷ (1.6 × 1.6) ≒ 23

BMI = 18.5 미만 ·························▶ 마름
18.5 이상 25 미만 ·············▶ 보통
25 이상 ·························▶ 비만

22가
이상적임

표준체중의 산출법

표준체중 = 신장(m) × 신장(m) × 22
신장 160cm라면
1.6 × 1.6 × 22 ≒ 56.3

56.3kg이
표준체중

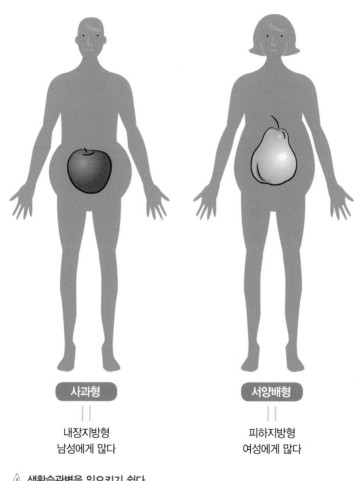

사과형
||
내장지방형
남성에게 많다

⚠ 생활습관병을 일으키기 쉽다

서양배형
||
피하지방형
여성에게 많다

비만은 두 가지 타입

이상적인 식사의 균형은 '치아'가 말해준다

비만이나 생활습관병을 방지하기 위해서는 어떤 식으로 균형 잡힌 식사를 하면 될까? 우리의 치아가 그중 한 가지 방법을 말해준다.

사랑니를 포함한 32개 치아 가운데 20개(전체의 5/8)는 음식물을 갈아 으깨는 어금니로 곡물이나 콩류 등을 먹을 때 사용한다. 8개(전체의 2/8)는 앞니로 야채나 해초 등을 씹을 때 사용한다. 4개(전체의 1/8)는 송곳니로 고기나 생선을 씹을 때 사용한다.

이 비율에 따라 먹으면 음식의 균형이 잘 맞는다.

- 5/8(62.5%)는 곡물이나 콩류
- 2/8(25%)는 야채나 해초

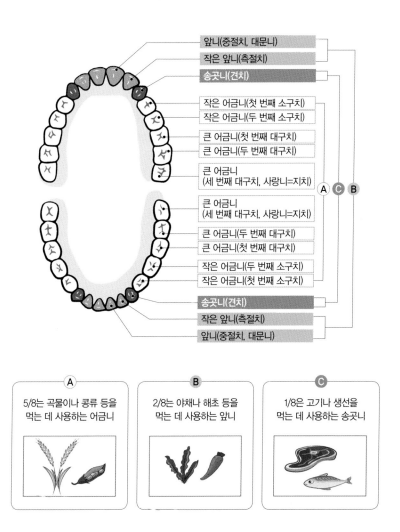

앞니(중절치, 대문니)	
작은 앞니(측절치)	
송곳니(견치)	
작은 어금니(첫 번째 소구치)	
작은 어금니(두 번째 소구치)	
큰 어금니(첫 번째 대구치)	
큰 어금니(두 번째 대구치)	
큰 어금니(세 번째 대구치, 사랑니=지치)	

Ⓐ Ⓒ Ⓑ

큰 어금니(세 번째 대구치, 사랑니=지치)	
큰 어금니(두 번째 대구치)	
큰 어금니(첫 번째 대구치)	
작은 어금니(두 번째 소구치)	
작은 어금니(첫 번째 소구치)	
송곳니(견치)	
작은 앞니(측절치)	
앞니(중절치, 대문니)	

Ⓐ	Ⓑ	Ⓒ
5/8는 곡물이나 콩류 등을 먹는 데 사용하는 어금니	2/8는 야채나 해초 등을 먹는 데 사용하는 앞니	1/8은 고기나 생선을 먹는 데 사용하는 송곳니

치아가 말하는 이상적인 식사 균형

• 1/8(12.5%)은 고기나 어패류

이것은 3장에서 언급할 매크로바이오틱의 식사지도(67쪽 그림 참조)와도 거의 일치한다. 치아가 말하는 균형에 맞춰 식사를 할 때 현대인에게 가장 어려운 점은 '식사의 25%를 야채와 해초로 한다'는 부분이다.

현대인은 고기와 생선 같은 단백질을 지나치게 많이 섭취하는 반면 곡물과 야채는 점점 적게 섭취하고 있다. 특히 야채 섭취량의 부족은 심각하다. 평소에 항상 이 점을 의식하고 열심히 먹으라고 몇 번이고 강조해도 지나치지 않다. 그렇기 때문에 야채를 간단하게 흡수율이 좋은 형태로 만들어 먹을 수 있는 방법이 필요하다. 이런 조건에 안성맞춤인 것이 이 책에서 말하는 야채수프이다.

식사는 평소대로 하면서 야채수프를 곁들이기만 해도 치아가 말하는 '균형잡힌 식사'에 다가가는 데 큰 도움이 된다. 고기 등의 과식을 피하면 더욱 좋겠다. 그러면 앞서 말한 영양소의 결여 현상이 사라지고 자연히 간식과 멀어져 건강하게 다이어트를 할 수 있다.

야채수프는 이렇게 비만인 사람에게는 몸무게 감량에 효과적인 반면, 너무 마른 사람에게는 몸무게 증가에 도움을 준다. 비타민과 미네랄 등 필요한 영양소를 보충하는 데 도움을 주어서 대사 조절이 원활해지기 때문이다.

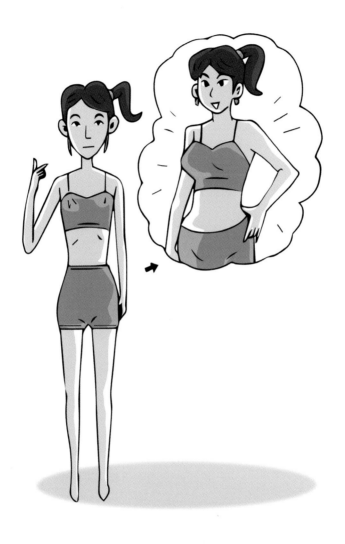

마른 사람이 먹으면 적정 체중이 될 수 있다

즉 야채수프는 단순히 살이 빠지게 하는 식습관이 아니라, 몸을 건강하게 하는 식습관이라고 말할 수 있다. 그 결과 비만인 사람은 마르고, 너무 마른 사람은 적당하게 살이 올라 체력이 생긴다. 그러니 미용 때문만이 아니라 건강을 위해서도 야채수프 마시기를 꼭 실천했으면 하는 바람이다.

건강한 야채수프의
모든 것 대공개

처음 만든 요리가 야채수프였다

지금까지 말했듯이 시마무라 클리닉에서는 좀 독특한 식사지도 방침을 갖고 있다. 기본은 '동물성 단백질과 지질의 과잉 섭취를 줄이고 곡물이나 야채, 해초, 콩류를 듬뿍 섭취한다(곡물채식)'이며, 식사요법의 대표 메뉴로 권하고 있는 것이 야채수프이다.

이것들은 매크로바이오틱이라는 식양생법에 따른 방침이다. 매크로(macro)=크다, 길다, 바이오(bio)=생명, 틱(tic)=방법으로 매크로바이오틱은 '건강하게 장수하기 위한 식사법'이란 뜻이다.

이것은 식이요법 지도가인 사쿠라자와 유키카즈 씨가 1930년대 일본에서 만든 식양생법으로 이제는 전 세계에 널리 알려져 있다. 야채수프(정식 명칭은 달콤한 야채수프)는 매크로바이오틱의 지도자인 구시 미치오 씨가 처음 소개한 것이다.

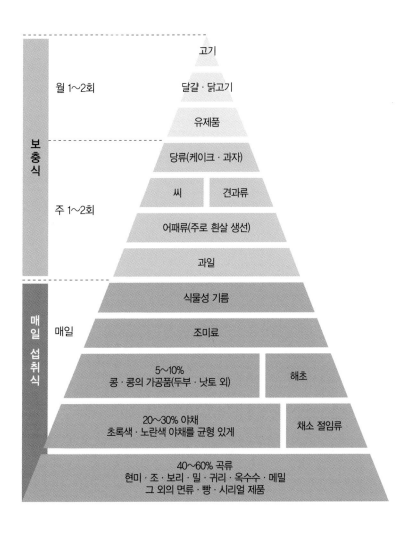

고기

월 1~2회   달걀 · 닭고기

유제품

당류(케이크 · 과자)

| 씨 | 견과류 |

주 1~2회   어패류(주로 흰살 생선)

과일

식물성 기름

매일   조미료

| 5~10%
콩 · 콩의 가공품(두부 · 낫토 외) | 해초 |

| 20~30% 야채
초록색 · 노란색 야채를 균형 있게 | 채소 절임류 |

40~60% 곡류
현미 · 조 · 보리 · 밀 · 귀리 · 옥수수 · 메밀
그 외의 면류 · 빵 · 시리얼 제품

보충식

매일 섭취식

매크로바이오틱의 식사지도(음식 피라미드)

매크로바이오틱은 기본적으로 67쪽 그림 같은 비율로 식품 섭취를 추천하고 있다. 이것은 2장에서 말한 '치아의 균형'과도 거의 일치한다. 그러나 매일 식사의 20~30%를 야채로 먹는 것은 상당히 어려운 일이다.

그 부분을 손쉽게 보충하는 데 가장 좋은 것이 양배추, 양파, 당근, 호박의 네 가지 야채로 만든 수프이다. 그런데 어째서 이 네 가지의 야채일까? 고안자인 구시 씨는 "다당류를 많이 포함하여 내장을 따뜻하게 하고 동물성 식품과 단것의 과잉 섭취를 막아주며 혈당치를 안정시키는 작용이 강한 야채를 고른 것이다"라고 한다.

나 나름대로 덧붙이자면 이런 이유도 있다.

- 손에 넣기 쉽고 사용하기 편리한 음식재료이다.
- 푹 끓이면 단맛이나 감칠맛이 난다.
- 조리 시 뜨는 부유물(거품)이 적다.
- 비타민과 미네랄, 활성산소(지나치게 증가하면 몸에 악영향을 미치는 대단히 불안정한 산소)를 제거하는 피토케미컬을 풍부하게 포함하는 등 좋은 조건을 갖춘 야채라고도 할 수 있다.

또한,

- 저칼로리
- 단맛이 나기 때문에 만족감을 얻을 수 있다.
- 균형 잡힌 영양으로 간식을 먹고 싶은 욕구가 사라진다.

이런 조건에서 보면 네 가지 야채는 다이어트에도 알맞다.
그리고 나의 경험으로 봐도 야채수프를 활용하면 매우 쉽게 몸무게
를 감량할 수 있다.

야채수프를 먹으면
간식도 필요 없다

환자에게 도움이 되길 바라는 심정으로 적극 도입한 곡물채식과 야채수프였지만 사실 처음부터 내가 깊게 관여한 것은 아니었다. 구체적인 것은 시마무라 클리닉의 간호사인 마쓰시타 씨와 병원 병설시설인 자연식 레스토랑 '곡물채관'의 운영자 겸 매니저인 아내에게 맡기고 있었다. 특별히 스스로 실천해보자 하는 마음도 거의 없었다.

병원을 개업한 후부터는 자연스레 점심을 곡물채관에서 먹었다. 이 레스토랑에서는 이름 그대로 곡물채식을 내놓는다. 아니, 곡물채식밖에 내놓지 않는다. 그렇기 때문에 나는 적어도 점심은 자동적으로 곡물채식으로 먹게 되었다.

문을 연 지 6개월 정도 지났을 무렵 곡물채관에서 남자들을 위한 요리교실을 열었다. 매크로바이오틱에 정통한 식사지도 강사이자 고

슈 연구소 소장인 야마무라 신이치로 씨가 지도해주셨다. 그때 야채수프도 메뉴에 있었다. 나도 참가자의 1인으로서 익숙지 않은 손놀림으로 재료를 잘라 만들었다. 어릴 때 잠깐 부엌칼을 쥔 것을 제외하면 부엌칼을 쥔 것은 이때가 처음이었다. 그런 내가 처음 만들었음에도 불구하고 야채수프 요리는 달고 부드러운 맛이 나서 정말로 영양이 풍부하단 느낌을 받았다.

이때부터 가끔씩 야채수프를 만들어 먹었다. 1년 후부터는 매일 아침 빠뜨리지 않고 먹었다. 야채수프를 먹으면 먹을수록 몸의 이곳저곳이 좋아지는 걸 느꼈다. 평균몸무게를 넘겼던 내 몸무게도 감소했다.

당시 나의 몸무게는 73~74kg으로 168cm의 키에 알맞은 표준몸무게 62kg보다 10kg나 더 나가는 상태였다. 살 때문에 고민하고 있었기에 마침 좋은 기회라고 생각하고 야채수프를 먹었다. 그와 함께 조금씩 식습관을 조절하며 간식을 끊고 술을 절제했다.

앞에서 언급했듯이 야채수프를 먹으면 영양의 균형이 이루어져 몸이 만족하기 때문에 그만큼 간식을 먹지 않게 된다. 단것 외에 육류와 술도 '먹고 싶다', '마시고 싶다'는 생각이 들지 않는다. 그래서 정신적으로 고생하지 않고도 그런 음식을 피할 수 있었다. 그러자 평소처럼 식사를 해도 자연스레 몸무게가 줄었다.

우선 2개월 만에 몸무게가 74kg에서 67kg으로 줄었다. 그 후 1kg

정도 늘어났지만 또 1개월 만에 63kg까지 줄었다. 특별히 식사량이나 횟수를 줄이는 것이 아니라서 요요현상도 거의 없었다. 물론 그 후에 서서히 몸무게가 늘어나는 일도 있었다. 시간이 지나면서 조금 살이 찐 것이다. 그래도 평소처럼 식사하고 아무런 고생도 없이 65kg을 유지하고 있다. 나는 조금만 관리한다면 언제라도 62~63kg으로 감량할 자신이 있다.

야채수프를 만드는 방법

그럼 이제 야채수프를 만드는 방법과 먹는 방법을 확인해 보도록 하자(별첨부록 참조).

1회분 재료는 양배추, 양파, 당근, 호박 각각 50g, 물 800mL이다(4인분 기준). 꼭 정확한 분량이 아니어도 괜찮다. 원칙은 양배추, 양파, 당근, 호박은 모두 같은 양으로 하고 그 합계 4배의 물을 사용한다는 것이다.

만드는 방법은 다음과 같다.

❶ 각 야채를 씻고 양파는 얇게 껍질을 벗긴다. 당근, 호박은 껍질째 사용하므로 필요하다면 수세미 등을 사용하여 잘 씻는다.

❷ ❶의 야채를 각각 잘게 다진다.

❸ ❷와 물을 냄비에 넣고 불에 올려놓는다. 센 불에서 5분 동안 끓

인 후 불을 약하게 하고 뚜껑을 닫아 20분 정도 졸인다.

❹ ❸의 수프를 거름망이나 고운체로 걸러낸다.

이것으로 완성이다. 만들고 남는 것은 식힌 뒤 냉장고에 보관한다. 보관할 수 있는 기간은 냉장에선 1~2일 정도, 냉동에서는 1개월 정도이다. 냉동하면 갓 만든 것보다는 다소 맛이 떨어지지만 매번 만들지 않아도 되니까 바쁜 사람도 쉽게 계속 할 수 있다. 만든 날에 바로 냉동하면 효과도 크게 떨어지지 않는다. 단 반드시 1회에 먹는 분량 (200mL)만큼만 조금씩 나눠서 냉동한다.

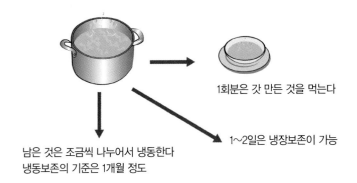

1회분은 갓 만든 것을 먹는다

1~2일은 냉장보존이 가능

남은 것은 조금씩 나누어서 냉동한다
냉동보존의 기준은 1개월 정도

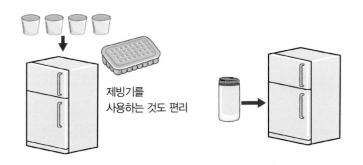

제빙기를
사용하는 것도 편리

야채수프 보존법

야채수프 다이어트 방법

야채수프는 엄밀하게 말하면 먹는 방법이 정해져 있지 않다. 그러나 지금까지의 경험을 바탕으로 좀 더 좋은 효과를 얻기 위한 방법을 소개하겠다. 이 방법은 다이어트뿐만 아니라, 건강법으로서도 추천할 만한 방법이다.

가장 효과적인 것은 오후 3시쯤 간식시간에 먹는 방법이다. 보통 이 시간대는 공복 상태로 혈당치가 내려간다. 그래서 몸의 활력도 저하되어 단것이 먹고 싶어진다. 이때 야채수프를 먹으면 혈당이 조절되어 단것이 필요 없다. 수프에서 야채의 자연스러운 단맛이 나므로 미각적, 정신적으로도 만족스럽다.

게다가 몸에 좋은 성분을 풍부하게 포함하고 있고 야채의 생명력이 가득한 수프라서 활력이 샘솟는다. 이를테면 몸이 모든 영양소에 만족하여 제대로 움직이게 된다. 공복 상태에서 마시기 때문에 흡수율도 높아진다.

즉, 야채수프는 간식이나 과식을 피할 수 있는 것과 몸이 활동적으로 변한다는 두 가지 점에서 다이어트 효과를 발휘한다. 이것은 건강한 몸만들기에 중요한 조건이다.

덧붙여서 말하면 마른 사람이 이렇게 먹으면 몸무게가 줄지 않고 오히려 적당히 늘어 체력이 붙는다. 살찐 사람은 다이어트법과 건강법으로, 표준몸무게인 사람과 마른 사람은 건강법으로 꼭 야채수프를 활용하길 바란다.

또한, 아침식사 전에 먹는 것도 하루를 시작하는 데 몸에 활력을 불어넣는 의미에서 좋은 방법이다. 공복이라서 당연히 흡수율도 높아진다.

회사 업무 등으로 오후 3시에 먹는 것이 힘든 경우도 많을 것이다. 그럴 때는 회사나 외부에서 귀가한 후 저녁 무렵이나 밤에 먹어도 괜찮다. 지친 몸 달래기에도 도움이 된다. 아침식사 전과 오후 3시 하루 두 번(오후 3시에 먹지 못하는 사람은 아침식사 전과 저녁 무렵이나 밤 귀가 시 하루 두 번), 한 번에 200mL를 기준으로 먹으면 좋다. 처음에는 1개월을 목표로 하고 1개월이 지난 후에도 꾸준히 이어갈 수 있도록 습관을 들이는 편이 좋다.

야채수프는 가능한 한 따뜻한 상태에서 먹는 것이 대사를 촉진하고

지방을 연소하는 효과를 얻기 쉽다. 갓 만든 수프는 따뜻하므로 그대로 먹으면 되지만 냉장고에 보관해둔 것을 먹을 때는 데워서 마시도록 한다. 여름에는 굳이 데울 필요는 없으나 최소한 상온 정도에서 음용하도록 한다.

수프에 사용한 야채는 진액이 거의 다 나온 상태지만 약간의 유효성분과 식이섬유 등이 남아 있다. 그것을 버리지 말고 카레나 스튜, 스파게티, 된장국, 죽 등에 넣거나 그대로 깨소금을 뿌려 먹으면 다이어트와 건강에 도움이 된다.

단, 수프와 야채를 처음부터 함께 먹지 말고 수프만 먼저 먹는다. 야채수프를 만든 목적은 야채의 유효성분이 응축된 진액을 신속하고 효율을 높여서 몸에 흡수하기 위한 것이기 때문이다. 어디까지나 수프를 먹는 것이 중요하며, 남은 야채를 이용하는 것은 덤이라고 생각하자.

다이어트 중의 식사에 관해서는 67쪽의 그림에서 제시한 곡물채식이 기본이며 실제 시마무라 클리닉에서도 똑같이 지도하고 있다.

보통 가정에서 일반인이 식사법 그대로 곡물채식을 실천하기란 쉽지 않다. 그러니 일단 주식을 흰쌀에서 현미로 바꾸는 것부터 시작해보자. 배아미도 괜찮다. 흰쌀에 보리나 최근 많이 나오는 잡곡을 섞어 밥을 짓는 것도 좋다. 그런데 흰쌀에 현미를 섞으면 밥이 고르게 안 되므로 현미는 현미로만 밥을 지어야 맛있게 먹을 수 있다.

밥량은 평소 양의 80%만 먹으면서 야채수프를 마시기만 하면 된다. 양을 지나치게 신경 쓰지 말고 한입에 50회 정도를 기준으로 꼭꼭 씹어서 천천히 먹으면 자연히 배부르게 먹지 않고 80% 정도 먹는 건강한 식습관을 가질 수 있다. 이렇게 먹으면 식사시간이 20분 정도 걸리는데 뇌의 만복중추(포식중추)를 자극하여 과식하지 않게 된다. 음식을 빨리 먹으면 이 구조가 잘 작동하지 않아 과식하게 된다.

다만 한가지, '잘 씹어서 천천히 먹는 것'에 유의하자. 잘 씹어 먹으면 과식 방지 이외에도 침이 잘 나와 소화흡수가 잘 되고 면역력이 생겨 암 예방에도 도움이 된다.

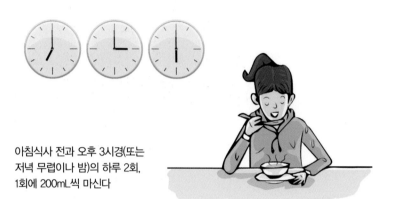

아침식사 전과 오후 3시경(또는
저녁 무렵이나 밤)의 하루 2회,
1회에 200mL씩 마신다

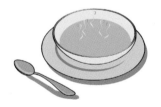

가능한 한 따뜻할 때 먹고,
냉장고에 보관해 둔 것을 먹을 때는
불에 올려 데운다

야채수프 다이어트 하는 방법

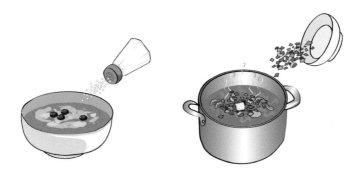

수프에 사용한 야채는 카레, 스튜, 스파게티, 된장국 등에 넣거나
그대로 깨소금을 뿌려 먹어도 좋다

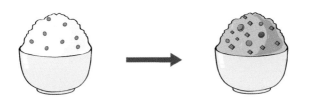

주식인 흰쌀을 가능하면 현미로 바꾸고 평소 먹는 양에 80%만
천천히 꼭꼭 씹어 먹는다

혈압이 극적으로 내려갔다

야채수프에는 다이어트 말고도 다양한 효과가 있다. 하나의 예로 나의 체험담을 들어보겠다.

하루 한 끼를 곡물채식으로 섭취하면서 야채수프를 계속 먹으니 몸에 다양한 변화가 나타났다. 몸무게가 줄어든 것과 관계가 있을지도 모르겠지만, 1장에서 언급한 것처럼 1년에 몇 번씩 반복해서 발작을 일으켰던 통풍(고요산혈증)이 사라졌다.

한때 최고 9.4mg/dl이었던 요산치는 7.0mg/dl까지 내려갔다(성인남성의 기준치는 4.0~6.5mg/dl). 아직도 조금 높은 편이지만 이것은 타고난 체질 때문인 것 같다. 비록 요산치는 기준치보다 높아도 발작이 멈춰서 정말 편안해졌다.

혈압도 많이 좋아졌다. 나는 원래 혈압이 그리 높은 편이 아니었는

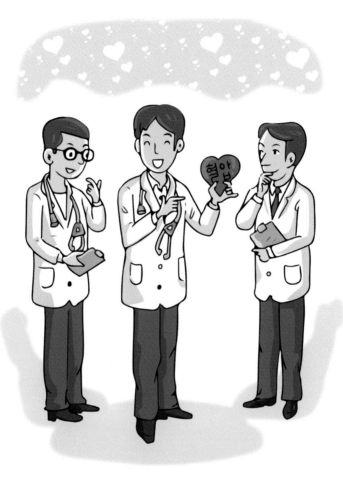

동료 의사 사이에서도 흥미진진

데 클리닉을 개원한 후로 높아졌다. 의도적으로 신경을 쓴 건 아니었지만 역시 클리닉을 개원하기까지의 걱정과 불안, 그로 인한 스트레스가 영향을 끼쳤을지도 모르겠다. 날에 따라 차이는 있지만, 평균 최대혈압이 145mmHg, 최소혈압이 95mmHg이나 되어서 혈압을 떨어뜨리는 강압제를 먹기 시작했다(기준치는 최대혈압이 100~140mmHg, 최소혈압이 60~90mmHg).

그런데 야채수프를 습관적으로 먹고 난 후부터 혈압이 자연스럽게 내려갔다. 6개월 만에 최고혈압이 120mmHg, 최소혈압이 70mmHg 전후로 안정되어 강압제 복용을 그만두었다.

1주일 정도 개인 사정 때문에 야채수프 먹는 것을 멈추자 혈압이 다시 올라가 부랴부랴 야채수프를 먹었다. 내 경험으로 판단하자면 야채수프가 혈압 조절에 도움을 주는 것이 확실하다.

이 이야기를 동료 의사들에게 하면 하면 모두 흥미진진한 표정으로 듣는다. 이런 걸 보면서 의사도 스스로 환자가 되었을 때는 가능한 한 약이 아니라 자연식품으로 병을 치료하고 싶을지도 모른다고 생각했다.

기미, 사마귀, 수족냉증도 사라졌다

야채수프와 곡물채식의 효과는 혈압을 내리고 통풍 발작을 멈춘 것 외에도 많다. 내가 40세 정도 되자 왼쪽 빰에 큰 기미가 2개 생겼다. 하나는 크기가 약 2.5cm, 또 하나 약 1cm로 상당히 눈에 띄었다. 흔히 저승꽃이라고도 부르는 노인성 검버섯이었다.

40대에 벌써 이런 검버섯이 생긴 것을 받아들이기 어려웠지만 나이를 먹으면 자연스럽게 생기는 현상이므로 어쩔 수 없다고 단념하고 있었다. 그 후 십여 년이 지나 야채수프를 먹기 시작한 이후, 어느날 문득 거울을 보니 검버섯이 사라져 있었다. 2개 다 흔적도 없이 깨끗이 사라져 지금은 어디에 있었는지도 모를 정도이다.

검버섯이 생긴 후에는 사진을 찍을 때 항상 검버섯이 있는 왼쪽을

향하지 않도록 신경 써서 약
간 비스듬하게 자세를 취했었
다. 이제는 그런 걱정을 할 필
요가 없어 매우 기쁘다. 나뿐
만 아니라 야채수프를 먹고
있는 환자나 친구, 지인도 '피
부가 탄력 있고 윤기가 난다',
'피부가 젊어진 느낌이 든다'
등 피부의 변화를 느끼는 사
람이 많다.

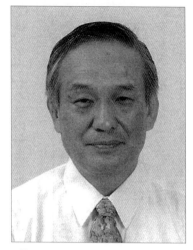

뺨의 검버섯이 전혀 보이지 않는다

검버섯만이 아니다. 30대 무렵 내 옆구리에 약 지름 0.5mm 정도의
사마귀가 생겼었다. 평소에는 신경 쓰이지 않았지만 옷을 갈아입을
때면 손으로 만져져서 불편했다. 그러나 야채수프를 먹기 시작하면서
어느새 이 사마귀도 사라졌다. 그저 신기하다고 말할 수밖에 없는 현
상이 연속으로 일어났다.

앞서 말한 대로 어릴 때부터 나를 심하게 괴롭혔던 냉증도 완전히
사라졌다. 지금은 겨울에도 손발의 끝까지 따뜻하다.

화장지가 필요 없을 정도로
변의 상태가 좋다

또 하나 변한 것은 변과 방귀이다. 고기를 과도하게 먹던 시절에는 '변이 가늘고 시원치 않아 들러붙는다'는 이야기를 했었다. 그러나 하루 한 끼의 곡물채식과 함께 야채수프를 먹기 시작하자 변의 상태가 굵은 바나나 모양으로 바뀌어 아주 시원스럽게 변을 보고 있다. 야채수프 덕분에 식이섬유를 충분히 섭취하기 때문일 것이다. 식이섬유를 듬뿍 포함한 변은 뭉쳐 있어 들러붙지 않는다.

이제는 비데는 물론 화장지조차 거의 필요 없을 정도다(물론 제대로 사용하고 있지만). 그러고 보면 비데는 등장 이후 꾸준한 인기를 얻고 있는데, 이는 하나의 사회현상이며 그 배경은 역시 식이섬유 부족인 것 같다.

모양뿐만 아니라 변의 냄새도 달라졌다. 고기를 많이 섭취하면 다

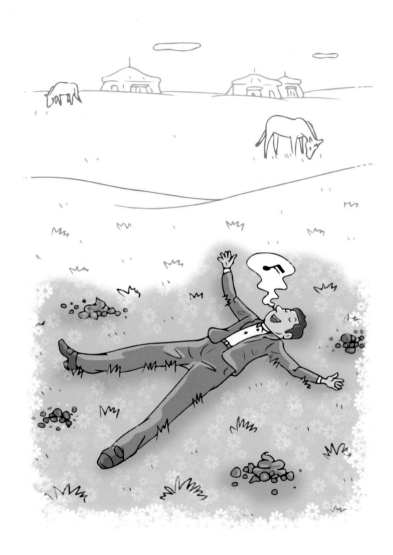

선옥균의 작용으로 발효한 변은 냄새가 나지 않는다

음 날 변이나 방귀에서 악취가 났다. 이것은 장내세균 중 악옥균(몸에 나쁜 균-옮긴이)이 늘어 부패가 진행되었기 때문이다. 그러나 야채수 프로 야채를 듬뿍 섭취하면 변도 방귀도 거의 냄새가 나지 않는다. 장 내의 선옥균(몸에 좋은 균-옮긴이)이 늘어 부패가 아닌 발효가 진행되 기 때문이다.

이전에 몽골로 여행 갔을 때의 일이다. 초원에 대자로 누워 "우와! 기분 좋은데"라며 몹시 흐뭇해하다가 옆으로 고개를 돌려 보고 깜짝 놀랐다. 옆에 양과 염소의 변이 굴러다녔기 때문이다. 냄새가 전혀 나 지 않아 변이 있는지도 몰랐던 것이다. 그리고 몽골의 독특한 가옥 파 오(조립식 이동 주거) 안에서는 상자에 말의 변을 모아 밤에 등불 연료 로 사용했다. 그것도 매우 좋은 냄새였다.

초식동물의 변은 식이섬유가 많아 장내에서 발효가 진행되기 때문 에 그다지 냄새가 나지 않는다. 야채수프나 곡물채식을 먹으면 초식 동물에는 비할 바는 아니지만 냄새가 나지 않는다.

'변에서 냄새가 나지 않는다'는 경험은 나뿐만이 아니라 야채수프 를 먹는 환자에게서도 자주 듣는 변화이다. '변비나 치질이 좋아졌 다'는 사람도 많이 있다. 흔히 쾌식, (냄새를 포함해서)쾌변과 함께 쾌 면은 건강의 증거라고 하는데 야채수프는 이 중에서 쾌변을 가져다 준다.

13년 동안 괴로워하던 아내의
꽃가루 알레르기도 10일 만에 나았다

아내는 야채수프와 곡물채식의 선배이다. 아내가 야채수프의 효능을 실감하게 된 계기는 오랫동안 시달려온 꽃가루 알레르기 개선 때문이었다. 40세에 네 번째 아이를 출산한 아내는 그해부터 심한 꽃가루 알레르기를 앓았다. 계속되는 재채기와 하염없이 나오는 콧물만으로도 힘든데, 코의 점막 전체가 염증을 일으켜 호흡곤란에 빠지는 일까지 있었다.

시판된 약은 효과가 거의 없어 이른 봄에는 외출조차 마음대로 하지 못하는 상황이었다. 이렇게 13년이나 꽃가루 알레르기와 싸워왔다.

그런 아내가 친척의 소개로 알게 된 것이 매크로바이오틱이었다. 나처럼 고기 요리를 좋아했던 아내지만 꽃가루 알레르기를 고치고 싶다는 일념으로 곡물채식에 전념했다. 야채수프와 곡물채식을 먹었더니 놀랄 만한 속도로 효과가 나타났다. 13년 동안 계속 시달렸던 꽃가루 알레르기 증상이 무려 불과 10일 사이에 완전히 사라졌다.

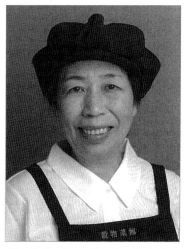

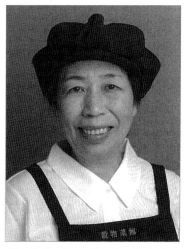꽃가루 알레르기가 완치된 하루요 부인

야채의 힘을 절실히 느낀 아내는 이전보다 더 열심히 야채수프와 곡물채식을 공부하게 되었다.

그것이 결과적으로 '곡물채식 레스토랑'이라는 아이디어로 이어져 지금의 곡물채관이 만들어졌다. 그 후, 레스토랑은 야채수프와 곡물채식 만드는 법을 배울 수 있는 요리교실의 장으로도 활용되어 많은 환자와 지역 사람들의 사랑을 받고 있다.

야채수프는 네 가지 야채의 자연스러운 단맛이 응축되어 있어서 조림 요리나 케이크, 과자 만들기에 활용하면 감칠맛을 낸다. 그래서 곡물채관의 요리교실에서는 야채수프의 다양한 활용법도 제안하고 있다.

3장

야채수프는
어째서 효과가 있을까?

지금까지 야채수프의 효용에 관해 이야기했다. 그렇다면 어떻게 야채수프를 먹는 것만으로 이런 여러 가지 효과를 볼 수 있을까? 야채수프는 자연식품이기 때문에 약처럼 효과의 메커니즘이 분명하지는 않지만 몇 가지 원인을 추측할 수 있다.

우선 야채수프 재료인 야채에는 비타민 A(베타카로틴), 비타민 B군, 비타민 C, 비타민 E의 비타민과 칼슘, 칼륨, 철 등의 미네랄이 풍부하다. 야채를 수프로 만들면 수용성 비타민 B군과 C는 물에 녹아 어느 정도 손실된다 해도 그 외에 많은 비타민과 무기질을 포함하고 있다. 비타민과 미네랄은 대사 개선에 도움이 된다.

또 야채수프는 펙틴 같은 수용성 식이섬유의 공급원 역할도 한다. 식이섬유는 당의 흡수를 도와 당뇨병의 발병과 악화를 방지하고 혈중 콜레스테롤 수치를 내리는 작용을 한다.

야채수프가 건강에 효과가 있는 이유로 이런 비타민, 미네랄, 식이섬유의 신체 조절작용을 들 수 있다. 그러나 그 이상으로 중요한 것이 비(非)영양소에 의한 작용이다.

보통 영양소라고 하면 탄수화물, 지질, 단백질, 비타민, 미네랄의 5대 영양소를 가리킨다. 그리고 비타민과 미네랄을 제외한 탄수화물, 지질, 단백질은 3대 영양소라고 부른다. 3대 영양소는 주로 몸의 에너지가 되고 일부는 근육과 뼈의 재료가 된다. 한편, 비타민과 미네랄은 주로 대사 조절에 사용된다.

야채수프에는 3대 영양소는 거의 포함되어 있지 않다. 따라서 열량도 제로에 가깝다. 즉, 아무리 많이 먹어도 살찔 걱정이 없는 식품이라고 할 수 있다.

사실 야채수프의 진짜 장점은 영양소 이외의 곳에 있다. 음식에는 5대 영양소 말고 몸에 도움이 되는 성분을 풍부하게 포함하고 있다는 사실이 최근 연구에서 밝혀졌다. 비영양소란 그런 성분의 총칭이다.

야채수프의 큰 매력은 비영양소에 있다. 비영양소 중에서도 식물성 식품에 포함된 색소, 향기, 매운맛, 쓴맛 등의 성분을 피토케미컬(Phytochemical)이라고 부른다. 피토(Phyto)는 그리스어로 '식물', 케미컬(Chemical)은 영어로 '화학물질'이라는 뜻이다.

피토케미컬이란 '식물에 포함된 화학물질(화학물질이라고 해도 여기

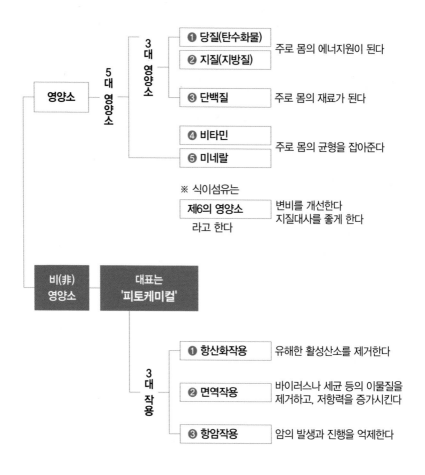

영양소와 비(非)영양소

에서는 자연성분)'을 가리키며 그 대표가 폴리페놀과 플라보노이드이다. 이 두 가지는 야채수프의 네 가지 재료에 모두 포함되어 있다.

당근과 호박에 풍부하게 들어 있는 베타카로틴도 피토케미컬의 일종이다(베타카로틴은 체내에서 비타민 A로 변환되지만 베타카로틴 자체로도 작용하는데, 그때는 피토케미컬이라고 한다). 또 양파의 황화알릴과 그 화합물, 양배추의 설포라페인과 이소티오시아네이트(둘 다 유황화합물)도 풍부한 피토케미컬을 포함하고 있다.

활성산소를 제거해
몸을 건강하게 만든다

피토케미컬은 다음 3가지 작용을 하는 것으로 알려져 있다.

• 항산화작용 : 체내에서 해로운 활성산소를 제거한다.
• 면역작용 : 바이러스와 세균 등의 이물질로부터 몸을 지킨다.
• 항암작용 : 암의 발생과 진행을 억제한다.

모두 중요한 작용이지만 특히 여기에서 주목해야 할 것은 항산화
작용이다. 우리 체내에서는 끊임없이 활성산소라는 유해물질을 만들
어내고 있다. 활성산소는 바이러스 등의 병원체를 퇴치하거나 노폐물
(체내에서 불필요해졌거나 해가 되어 배출해야 할 물질) 처리에도 사용하
지만, 너무 많아지게 되면 몸에 이상이 생긴다.

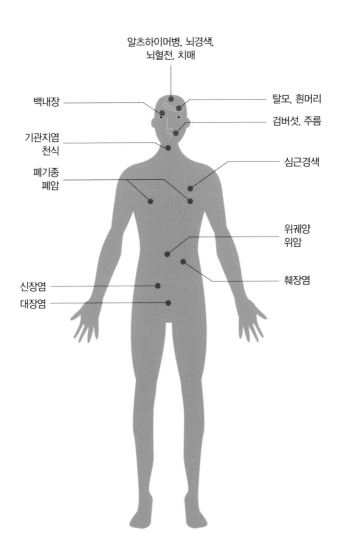

알츠하이머병, 뇌경색,
뇌혈전, 치매

백내장

탈모, 흰머리

검버섯, 주름

기관지염
천식

심근경색

폐기종
폐암

위궤양
위암

신장염

췌장염

대장염

활성산소와 관련된 주요 병명

최근 연구를 통해 동맥경화나 당뇨병, 고혈압, 고지혈증 등의 생활습관병과 암, 아토피 피부염이나 천식, 꽃가루 알레르기 같은 알레르기성 질환 등 많은 병이 활성산소와 관련되어 있다는 사실이 밝혀졌다. 또한 체내의 노화 역시 활성산소가 조절한다.

야채에 포함된 피토케미컬은 활성산소를 제거할 수 있는 강력한 힘을 가지고 있다. 항산화작용은 비타민 A, C, E 등에도 있지만 피토케미컬이 훨씬 강하게 작용한다.

야채수프는 피토케미컬의 보고라고 할 수 있는 식품이다. 지금까지 이야기한 야채수프의 여러 가지 효능은 풍부한 피토케미컬의 작용,

※ 야채의 항산화지수

야채	항산화지수
① 마늘	23.2
② 시금치	17.0
③ 방울양배추	15.8
④ 브로콜리	12.9
⑤ 옥수수	7.2
⑥ 양파	5.6
⑦ 가지	5.1
⑧ 콜리플라워	5.1
⑨ 양배추	4.8
⑩ 감자	4.6

※ 스미요시 히로미치(住吉博道) 《성인병 예방식품의 개발》 p. 95, CMC 출판, 1998에서 인용

불용성 식이섬유는 남는다

양배추	양파	당근	호박

비타민 · 미네랄 · 피토케미컬 · 수용성 식이섬유

응축 · 집약 —— 쉽게 먹을 수 없는
많은 양의 야채 유효성분을
섭취할 수 있다

특히 피토케미컬은
열을 가하면 효율적으로 ——
세포벽에서 녹기 시작한다

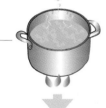

주요 작용

다이어트
· 간식을 먹지 않는다
· 체중이 줄어든다
· 단것을 먹지 않는다
· 고기를 과식하지 않는다
· 특히 내장지방이 줄어든다
  (허리둘레)

건강
· 손발이 따뜻해진다
· 변비가 좋아진다
· 치질이 좋아진다
· 변 냄새가 약해진다
· 피로하지 않다
· 피부의 탄력과 윤기가 생긴다

야채수프가 몸에 좋은 이유

3장

그중에서도 항산화작용 때문이라고 생각할 수 있다.

또한, 야채수프에 포함된 피토케미컬 가운데 양파에 들어있는 풍부한 황화알릴은 독특한 작용에 의해 비타민 B_1의 흡수와 체내에서의 지속성을 높이는 작용이 있다. 이 작용을 통해서 황화알릴은 피로 회복을 도와주는 데 큰 역할을 한다.

피토케미컬은 동물처럼 자유롭게 움직이지 못하는 식물이 자외선, 해충, 대기오염으로부터 자신을 지키기 위해 오랜 역사 속에서 만들어낸 물질이라고 한다. 이런 식물의 '진화' 덕분에 우리는 피토케미컬로 건강해질 수 있다.

여기서 '야채에 포함된 피토케미컬이 효과가 좋다면 수프가 아니라 생야채주스라도 야채 그대로를 먹는 것이 좋은 것 아닌가?' 하는 의문을 가질 수도 있다.

그렇다면 야채를 생으로 먹는 것이 아니라 굳이 수프로 만드는 의미는 무엇일까? 사실 야채수프로 만드는 것에는 대단히 중요한 의미가 숨어 있다. 피토케미컬은 야채의 세포 속에 포함되어 있는데, 이 세포는 셀룰로오스라는 섬유성분으로 만들어진 세포벽으로 덮여 있다. 생야채로 먹으면 이 세포벽이 잘 부서지지 않아 피토케미컬을 효율적으로 섭취할 수 없다. 잘게 썰어 세부까지 쉽게 열이 전달되도록 푹 삶아 수프로 만들면 세포벽이 부서져 피토케미컬이 풍부하게 수프에 녹아든다.

야채의 피토케미컬은 생야채로 섭취할 때는 야채의 세포벽이 거의 파괴되지 않아 5~20% 정도만 몸에 흡수되지만, 수프로 만들어 먹으면 80% 이상이 몸에 흡수된다고 밝혀졌다.

또 생야채주스와 비교하면 야채수프 쪽이 10~100배 더 큰 효과를 얻을 수 있다고 한다. 생으로 섭취하면 불용성(물에 녹지 않는 성질) 식이섬유와 탄수화물 등 소화하는 데 시간이 걸리는 성분도 수프로 만들면 함께 섭취할 수 있다.

식품으로 섭취한 유효성분은 재빨리 몸에 흡수시키는 것이 중요하므로 야채를 생으로 먹는 것보다 먹으면 바로 효과를 볼 수 있는 야채수프를 적극 추천한다. 야채수프는 평범한 섭취 방법으로는 다 섭취할 수 없을 만큼 많은 양의 야채 진액을 포함하고 있다. 이것은 열로 조리해 응축한 상태로 피토케미컬을 듬뿍 보급해주는 장점이 있다.

인간의 항산화력은 20~30세 정도에 절정을 이루고 그 후 나이를 먹을수록 떨어진다. 그때 야채수프처럼 피토케미컬이 풍부한 식품을 먹으면 항산화력이 대폭으로 높아진다. 이 밖에도 피토케미컬에는 앞서 언급한 것처럼 항암작용이나 면역작용도 있다.

항암작용에 관해서는 미국에서 암 예방을 위해 1990년에 시작한 '영양 보강 식품 계획'이라는 국가 프로젝트를 예로 들 수 있다. 이 프로젝트에서는 항산화작용이 강한 식품을 피라미드 그림으로 나타냈는데 야채수프에서 주 재료로 쓰는 네 가지 야채 중 양배추, 양파, 당

마늘,
양배추,
감초, 콩, 생강,
미나리과
(**당근**, 셀러리,
파스닙)

양파, 차, 심황,
소맥 전립분, 아마, 현미,
감귤류(오렌지, 레몬, 자몽),
가지과(토마토, 가지, 피망),
유채과(브로콜리, 콜리플라워, 방울양배추)

머스크멜론, 바질, 타라곤, 귀리,
박하, 오레가노, 오이, 타임, 산파,
로즈메리, 세이지, 감자, 보리, 베리

중요성의 증가 정도

야채수프의 네 가지 재료 중
세 가지가 영양 보강 식품

항암작용이 높은 영양 보강 식품

근 세 가지가 포함되어 있다.

야채수프를 꾸준히 먹으면 실제로 면역증상이 좋아지는 경우가 많다. 예를 들어보자. 간에 병이 생기면 혈액 중 백혈구나 혈소판이 줄어든다. 백혈구는 면역구조의 주역이므로 이것이 줄어들면 면역력이 떨어져 쉽게 병에 걸린다. 또 혈소판이 줄어들면 혈액이 굳어서 상처를 복원하는 지혈기능이 약해진다.

간에 생긴 질병 때문에 생기는 변화는 약으로는 좀처럼 개선하기 어렵다. 그러나 간에 질환이 생긴 환자가 야채수프를 규칙적으로 먹으면 백혈구와 혈소판이 서서히 늘어나게 된다. 처음 이런 사례를 봤을 때는 믿을 수 없었지만 이것이 야채에 포함된 피토케미컬의 힘이라고 생각하니 이해가 되었다.

건강하게 살기 위한 건강법, 그와 함께 다이어트법과 미용법으로 더 많은 사람이 식생활에 야채수프를 도입하기를 진심으로 바란다.

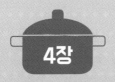

4장

야채수프로 살이 빠졌다!
병이 나았다! 체험수기

10kg이 빠져 뱃살이 없어지고, 아토피 피부가 몰라볼 정도로 깨끗해졌다

이자와 쇼코, 주부, 34세

불과 2년 만에 25kg이나 쪘다

저는 어렸을 때부터 아토피 피부염에 시달렸습니다. 두피부터 얼굴, 가슴, 넓적다리, 무릎 등 전신의 피부가 붉게 짓물렀습니다. 때로는 여드름을 짠 것처럼 매우 가려운 부스럼도 나타났습니다.

증상이 심해지면 몇 개월간 계속되었습니다. 남 앞에서 마스크를 벗지 못 하고 세수도 시원스럽게 하지 못했던 적도 있습니다. 그런 때는 내키지 않았지만 스테로이드 약(부신피질 호르몬 약)을 복용했습니다.

2004년부터는 고민이 더욱 늘었습니다. 갑자기 살이 찌기 시작한 것입니다. 신장 158cm에 50kg대였던 몸무게는 어느새 80kg에 달했습니다.

식사를 포함한 생활습관이 달라진 것도 아니었습니다. 병원에서 검사도 받았지만 원인을 알 수 없었습니다. 다만, 그 당시 자율신경 실조증(의지와 관계없이 내장이나 혈관 등의 작용을 지배하고 있는 신경의 균형이 흐트러져 일어나는 몸의 상태가 좋지 않은 병) 증세가 나타나 정서가 불안한 상태가 계속되었고, 특히 생리 전에는 자주 화를 냈습니다.

또 배변습관도 불규칙했습니다. 저는 지금도 자율신경의 불균형이 이런 증상과 관계있는 것이 아닐까 생각하고 있습니다.

피부의 개선과 몸무게 감량을 목표로 동물성 식품과 설탕을 끊고 기름기를 삼가는 식생활로 바꿨습니다. 그러나 개선의 조짐이 전혀 보이지 않았습니다. 아토피 피부염과 몸무게 증가라는 두 가지 고민으로 나날이 우울해졌습니다.

지금은 몸도 마음도 개운합니다. 피부는 아주 깨끗해졌고 몸무게는 10kg이나 줄었습니다. 저의 구세주는 '야채수프'입니다. 야채수프를 2006년 3월부터 다니기 시작한 시마무라 토털 케어 클리닉의 간호사에게 추천받아서 먹기 시작했습니다. 간호사는 "야채수프에는 체질개선과 내장지방을 감소시키는 효과가 있다"고 말했습니다.

사실 야채수프에 관해서는 이전부터 지인한테서 들어 알고 있었습니다. 60대인 그분은 야채수프를 먹고 15kg 감량했고, 고혈당도 많이 좋아졌습니다. 두 사람의 이야기에 흥미가 생긴 저는 바로 야채수프를 만들어보았습니다.

야채수프는 양배추, 양파, 당근, 호박을 푹 끓여 만듭니다. 저는 한 번에 2~3일 분량의 수프를 만들었습니다. 완성되면 야채는 따로 두고 수프만 보리차용 용기에 넣어 냉장고에 보관합니다. 남은 야채는 드레싱을 뿌려 샐러드로 먹거나 달걀과 함께 볶아서 먹었습니다.

야채수프는 먹기 직전에 데웁니다. 저는 식사 전에 한 잔(약 200mL)을 먹었습니다. 특별히 맛있는 것은 아니지만 야채의 단맛 때문에 못 먹을 정도도 아닙니다.

몸에서 독소나 지방이 빠진 것 같다

야채수프를 먹고 며칠 후, 제 몸에 변화가 생겼습니다. 갑자기 부스럼이 많이 생겼습니다. 게다가 지금까지 부스럼이 생긴 적이 없는 무릎이나 팔꿈치에도 생겼습니다. 이때 생각난 것이 야채수프로 고혈당을 개선했다는 앞서 말한 지인의 이야기입니다.

지인은 야채수프를 먹으면 자주 소변을 보고 싶다고 말했습니다. 아마도 체내의 독소가 소변과 함께 배출되는 것이겠죠. 제 경우는 소변이 아니라 피부에서 독소가 빠진다고 생각했습니다.

그리고 3주일 후에 부스럼은 흔적도 없이 사라졌습니다. 그 이후로 현재까지 몸의 어디에도 부스럼이 생기지 않았습니다.

부스럼이 사라지자 컨디션이 좋아졌습니다. 날이 갈수록 피부에서

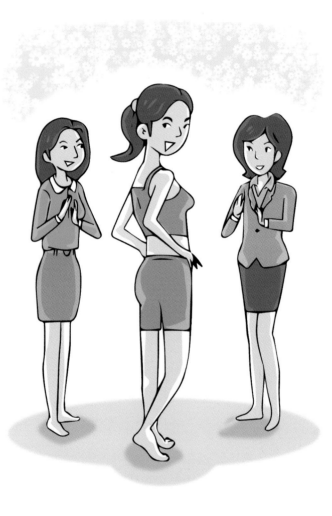

친구들이 모두 놀랐다

붉은빛과 짓무름이 사라지고 깨끗해졌습니다. 야채수프를 먹기 시작한 지 6개월이 지난 후에는 즐겁게 화장도 하고 있습니다. 이전의 피부 상태로는 상상할 수도 없을 정도의 변화입니다.

정서도 안정되어 생리 전에 화를 내는 일도 없어졌습니다. 불규칙했던 대변도 하루에 한 번 반드시 보고 있습니다.

무엇보다 기뻤던 것은 몸무게의 감소입니다. 야채수프를 먹기 시작한 지 3주일 만에 무려 6kg이나 빠졌습니다. 몸무게는 그 후에도 4kg 정도 더 줄었습니다. 더운 여름에는 야채수프를 먹지 않았지만 요요 현상도 없었습니다.

현재 몸무게는 70kg입니다. 간호사 말처럼 내장지방이 빠졌는지 특히 배 주위가 날씬해진 것 같습니다. 오랜만에 만나는 친구들도 모두 "날씬해졌네!" 하며 놀랍니다.

야채수프를 먹기 시작하면서 밥은 현미로 바꿨습니다. 살이 빠진 것은 그 영향 때문일지도 모릅니다. 그래도 고기나 설탕을 끊어도 변화가 없던 몸무게가 이렇게 빨리 빠진 것은 역시 야채수프의 효과가 큰 것이 아닐까요? 틀림없이 야채수프가 몸 안의 독소나 지방을 제거하는 역할을 했을 것입니다.

원래 50kg대였던 몸무게를 목표로 해서 앞으로도 '내장지방을 감소시키는 야채수프'를 꾸준히 먹을 생각입니다.

아토피 피부염은 몸의 항원항체반응(병원체 등을 배제하는 구조)이 피부를 '전쟁터'로 삼기 때문에 일어난다. 발병 원인은 동물성 식품의 지나친 섭취와 야채 부족과 깊은 관련이 있다. 두 가지 때문에 일어나기 쉬운 산화스트레스(물질의 산화가 몸에 부담을 주고 있는 상태)가 원인이 되어 아토피 피부염이 생긴다.

그러나 피토케미컬(식물에 포함된 비영양소)이 듬뿍 함유된 야채수프를 먹으면 항산화작용(산화를 방지하는 작용)이 일어나 증상이 좋아진다. 또 수프를 먹고 영양 균형이 좋아지면 단것에 대한 욕구와 간식이 줄어 비만도 개선된다.

4장

볼록 나온 배가 들어가고, 몸무게도 5kg 줄어 높았던 혈당치가 내려갔다

야마구치 고이치로, 자영업, 73세

바지가 모두 맞지 않는다!

1995년에 수상버스 선장으로 근무하다 정년퇴직한 저는 35년간 살던 도쿄에서 고향 아오모리 현 무쓰 시로 돌아와 시골에서 살기 시작했습니다. 고향에서는 용천수를 이용하여 무지개송어 양식을 하거나, 목공작품을 만들거나, 자생하는 사초로 정월용 금줄 장식을 만들며 지역재건을 목표로 즐겁게 살아가고 있습니다.

좋아하는 것에 열중하며 지내는 행복한 나날을 보내며 딱히 몸에 이상도 없었는데, 2005년경부터 갑자기 살이 찌기 시작해 배가 볼록 나오기 시작했습니다. 마침 담배를 끊은 시기와 겹칩니다. 스스로 자각하진 못했지만, 금단증상으로 단것을 많이 먹었던 거지요.

배는 점점 나와서 그때까지 85cm를 유지하던 허리둘레가 96cm나 되었습니다. 그래서 맞는 바지가 없었습니다. 또한, 신장 160cm에 20대 중반부터 63kg을 유지하고 있던 몸무게도 결국 70kg이나 되었습니다. 혈당치는 122mg/dl로 높아져서 주치의가 당뇨병 검사를 권했습니다(기준치는 80~109mg/dl).

검사를 받고 당뇨병이라는 진단이 내려져 매일 인슐린 주사를 맞는 것은 번거로운 일입니다. 그렇게 번거롭게 살기 싫어서 그 전에 어떻게든 개선하고자 궁리하던 차에 우연히 건강잡지 〈안심〉을 보았습니다.

잡지에는 야채수프를 먹고 혈압이나 혈당치를 내린 사람들의 체험수기가 실려 있었습니다. 이거라면 돈도 들지 않고 스스로 만들 수 있겠다고 생각하여 즉시 시도하였습니다. 저는 야채의 남은 부분이나 잎사귀 부분으로 만들기 때문에 '남은 야채수프'라고 할 수 있겠습니다. 아무튼 저는 다음 방법처럼 야채수프를 만들었습니다.

❶ 고구마의 끝이나 파의 파란 부분, 무 꼬리, 당근 밑동 부분 등 남은 야채를 잘게 썬다.

❷ 냄비에 ❶을 넣고 재료가 보이지 않을 정도로 물을 넣는다. 국물을 내기 위해 말린 멸치나 다시마, 가다랑어포 등을 넣고 불에 올려 끓인다.

❸ 물이 끓으면 약한 불로 보글보글 20~30분 정도 더 푹 끓인다.

❹ ❸을 거름망으로 거르고(야채는 버리고) 큰 스푼으로 두 스푼 정도 소금을 넣는다.

❺ ❹를 그릇에 담고 기호에 맞게 간장을 조금 넣는다.

매일 아침 된장국 대신 이것을 한 그릇씩 가득 채워 먹었습니다. 대량으로 수프를 만들어 냉장고에 넣으면 3~4일은 보존할 수 있었습니다. 그렇게 많이 만들어 뒀다가 먹을 때마다 작은 냄비에 옮겨 데워서 먹었습니다.

한 달 만에 허리둘레가 6cm 줄다

저는 야채수프를 먹으면서 다음 사항도 같이 실천했습니다. 우선 아침에 일어나면 한 시간 산책하러 나갑니다. 단순히 걷는 것이 아니라 손을 붕붕 휘저으면서 걷습니다. 그러면 추운 날에도 등에서 살짝 땀이 납니다.

식생활도 바꿨습니다. 매일 한 잔 정도 마시던 일본술을 끊고 좋아하는 초콜릿도 먹지 않았습니다. 설탕을 듬뿍 넣어 마시던 커피도 단호하게 끊었습니다.

게다가 정신적으로도 '건강'을 최우선으로 했습니다. '노후의 건강을 위해선 나의 신체리듬을 유지하며 평온히 있는 것이 중요하다'고

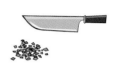

① 고구마의 끝이나 파의 파란 부분,
무 꼬리, 당근의 밑동 부분 등
남은 야채를 잘게 썬다

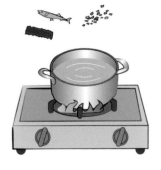

② 냄비에 ①을 넣고 재료가 보이지
않을 정도의 물을 추가하고 말린
멸치나 다시마, 가다랑어포 등을
넣고 불에 끓인다

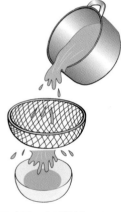

③ 물이 끓으면 약한 불로 20~30분 푹
끓인다. 야채를 거름망으로 거른 후
소금을 두 스푼 정도 넣는다

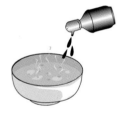

④ 그릇에 담아 기호에 맞게
간장을 조금 떨어뜨린다

야마구치 씨의 야채수프 만드는 방법

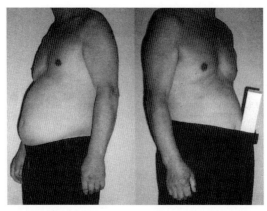

다이어트 전(왼쪽)과 다이어트 후(오른쪽)의 허리둘레 변화에 주목

생각했기 때문에 무슨 일이 있어도 끙끙거리지 않고 스트레스를 쌓아 두지 않도록 유의했습니다.

이렇게 다양한 시도와 함께 야채수프를 성실하게 꾸준히 마신 후, 한 달 후에 다시 검사했더니 혈당치가 무려 99mg/dl까지 내려갔습니다. 게다가 몸무게가 5kg이나 줄어 65kg이 되었으며 허리둘레도 6cm 줄어 90cm가 되었습니다. 이전에 입던 바지에 화장지 상자가 들어갈 정도의 여유가 생겼습니다.

불과 한 달 만에 이렇게 대단한 결과가 나오다니 놀라웠습니다. 지금은 3일에 한 번 정도 야채수프를 먹지 않는 날도 있지만 몸무게와 혈당치 모두 좋은 상태를 유지하고 있습니다.

덕분에 꽉 껴서 들어가지 않던 바지도 다시 입을 수 있게 되었습니다. 한때는 전부 버릴까 하고 생각했지만 놔두길 정말 잘했습니다.

저는 몇 년 전에 아내가 세상을 떠난 이후로 독신생활을 하고 있습니다. 가끔 쓸쓸할 때도 있지만 앞으로 남은 인생을 마음껏 누리기 위해 야채수프를 꾸준히 먹으면서 건강을 유지하고 싶습니다.

저자의 조언 한마디

야채수프에는 손쉽게 구입할 수 있고 효과적이며 맛도 좋은 네 가지 야채를 사용하지만 다른 야채에도 유효성분은 풍부하다. 특히 뿌리야채의 끝은 몸을 따뜻하게 만드는 작용이 강하므로 야마구치 씨의 '남은 야채수프'도 좋은 아이디어라고 할 수 있다. 다만, 염분은 좀 더 줄이는 편이 좋을 것 같다.

고혈당인 사람은 특히 비타민 B_1을 적극 섭취하는 것이 중요하다. 파나 양파에 포함된 황화알릴은 비타민 B_1의 흡수와 이용을 좋게 한다. 술이나 단것을 끊고 몸무게를 감량할 수 있었던 까닭은 야채수프로 영양 균형을 잡은 결과일 것이다.

몸무게가 4kg 줄었을 뿐 아니라 두통을
동반한 심한 꽃가루 알레르기까지 나았다

와타나베 가즈코, 주부, 52세

전형적으로 걸쭉한 혈액

2006년 3월의 일입니다. 저는 예년 이상으로 심한 꽃가루 알레르기에 시달리고 있었습니다. 콧물이나 눈의 가려움, 특히 저를 괴롭혔던 건 두통입니다. 목 뒤부터 후두부에 걸쳐 심한 통증이 이어졌습니다.

병원을 싫어하는 저이지만 오랜만에 병원에 갔습니다. 그 병원이 바로 시마무라 토털 케어 클리닉이었습니다.

클리닉에서 혈액검사를 한 결과 콜레스테롤 수치가 높은 것을 알았습니다. 총콜레스테롤 수치는 220mg/dl(기준치는 130~219mg/dl), LDL 콜레스테롤은 161mg/dl이나 되었습니다(기준치는 70~139mg/dl).

이때 TV 건강 프로그램 등에서 흔히 볼 수 있는 혈액의 순환도를 기계로 확인하는 검사도 받았습니다. 제 혈액은 적혈구가 변형되어 서로 붙어 있었습니다. 전형적인 걸쭉한 혈액이었습니다. 혈액이 이렇다면 컨디션이 나빠지는 게 당연하다는 생각이 들었습니다.

그런 제게 시마무라 토털 케어 클리닉의 간호사인 마쓰시타 유미 씨가 꽃가루 알레르기 개선과 체내 지방제거에 좋다며 야채수프를 권해주었습니다. 이전부터 가끔 곡물채식을 실천하던 저는 야채수프를 알고 있었습니다. 그래서 이번 기회에 시도하기로 마음먹었습니다.

야채수프는 양배추, 양파, 당근, 호박 네 종류의 야채로 만듭니다. 완성한 후 남은 야채는 국물을 우려낸 찌꺼기나 마찬가지니 버려도 좋고 요리에 사용하거나 그대로 먹어도 좋다고 합니다.

야채수프는 연한 노란색으로 은근히 단맛이 납니다. 소금과 설탕 등의 조미료는 일절 넣지 않습니다. 저는 야채수프를 하루에 두 잔(약 400mL) 마셨습니다. 먹는 시간은 특히 정하지 않고 공복 시에 먹었습니다.

보통 이틀 치를 만들어 냉장고에 보존했습니다. 먹을 때는 1회분씩, 냄비로 다시 데웁니다. 야채수프를 먹기 시작하면서 식사를 곡물채식으로 바꿨습니다. 유제품과 백설탕도 끊었습니다. 단것을 먹고 싶을 때는 약간 진하게 만든 야채수프를 대신 먹었습니다.

야채수프를 먹으면 혈액순환이 원활하고 먹지 않으면 피가 걸쭉해진다

이렇게 야채수프를 먹기 시작한 지 10일 후 놀랍게도 꽃가루 알레르기 증상이 멈췄습니다. 그렇게 심했던 두통이 사라지고 콧물도 그쳤습니다.

변화는 그뿐이 아닙니다. 한 달 후에는 신장 163cm에 65kg이었던 몸무게가 61kg까지 줄었습니다. 제 생각에 특히 허벅지와 허리둘레가 줄어든 것 같습니다. 치수는 재지 않아 모르지만 이전에는 꽉 끼었던 치마가 느슨해졌습니다. 몸이 가벼워지고 움직임도 경쾌해졌습니다.

혈액 상태도 변했습니다. 야채수프를 먹기 시작한 지 4개월째에 저는 다시 혈액검사를 받았습니다. 이때 총콜레스테롤 수치는 183mg/dl, LDL 콜레스테롤 수치는 121mg/dl까지 내려갔습니다.

3월 검사 때 모양이 변형되어 경단 상태로 들러붙어 있던 적혈구도 정상적인 상태로 원활히 흐르게 되었습니다. 그 수치에 안심도 되었고, 때마침 아이의 여름방학이 되어 여행과 외식을 계속하느라 한동안은 야채수프를 거의 먹지 않았습니다. 그러자 상태가 나빠진 것까지는 아니지만 왠지 모르게 몸이 개운하지 않은 상태가 이어졌습니다.

8월 하순에 받은 혈액검사에서는 총콜레스테롤 수치가 210mg/dl까지 올라갔습니다. LDL 콜레스테롤 수치는 재지 않아 모르겠습니다. 적혈구도 3월 검사 때 정도는 아니지만 7월과 비교하면 조금 들러붙

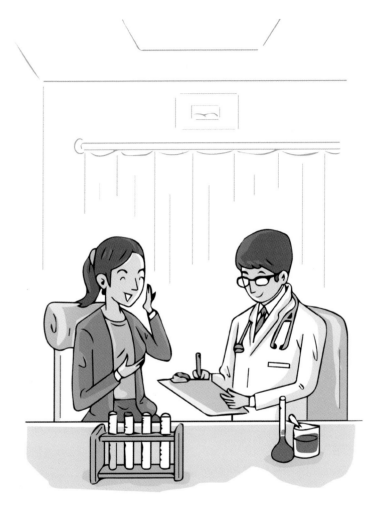

혈액검사 결과에 감격했다

어 있었습니다.

이런 경험을 통해 건강은 평상시 올바른 식사로 지켜진다는 것을 새삼 확신했습니다. 그래서 2006년 9월부터 다시 야채수프를 먹고 있습니다. 몸무게는 61kg으로 감소한 후 다소 변동은 있었지만 현재는 60kg으로 안정된 상태입니다.

남편과 아들에게도 가끔 야채수프를 줍니다. 둘 다 "미묘한 맛이네" 하고 말하면서도 남기지 않고 말끔히 먹습니다. 나뿐만 아니라 가족의 건강 지키기에도 야채수프가 크게 활약할 것을 믿습니다.

저자의 조언 한마디

꽃가루 알레르기로 재채기나 콧물이 나오는 것은 알레르겐(알레르기의 원인물질)인 꽃가루를 씻어내려는 몸의 반응이다. 꽃가루를 병원체와 같은 '이물질'이라고 인식하기 때문에 일어나는 현상으로 배경에는 몸의 '과잉반응'이 있다. 이런 과잉반응은 동물성 단백질의 지나친 섭취와 야채부족 상태일 때 일어나기 쉽다. 이때 야채수프를 먹으면 자연히 영양이 균형 잡혀 필요 이상의 동물성 단백질은 원하지 않게 된다. 그 결과 꽃가루 알레르기도 개선된다.

또한, 지방의 지나친 섭취도 피할 수 있고 혈액 속 지질이 줄어 혈액순환도 원활해진다. 꽃가루 알레르기가 있는 사람은 꽃가루가 날리는 계절이 시작되기 전부터 미리 야채수프를 먹어두면 좋다.

약으로도 낫지 않던 천식이 멈추고,
위염과 과민성 대장염도 나았으며 4kg 감소

이나다 다카에, 간호사, 35세

위가 쿡쿡 찌르듯이 아프고 기침도 멎지 않는다

2000년 당시 제 몸은 비명을 지르고 있었습니다. 만성적으로 위가 쿡쿡 찌르듯이 아프고 하루에 적어도 세 번은 엄습해오는 설사와 이전부터 앓고 있던 천식 발작까지 시작되었습니다. 너무 힘들어 이제 한계에 왔다고 생각했습니다.

아마 원인은 스트레스겠지요. 당시 전업주부였던 저는 남편, 어린 아들과 함께 새집으로 막 이사를 했습니다. 지금까지 친정에 살면서 편하게 지내던 저에게는 익숙하지 않은 지역에서의 생활, 사회에서 뒤떨어져간다는 고독감, 육아의 불안……. 그 모든 것이 심신을 압박하고 있었습니다.

천식 때문에 밤새도록 호흡곤란이 이어지는 날도 있었습니다. 수면 부족으로 피로가 쌓여 있는데 위염이 겹쳐 아들과도 잘 놀아주지 못했습니다. 발작을 두려워 한 나머지 차츰 평범하게 일상생활을 하는 것조차 곤란해졌습니다.

병원에서 검사를 받고 만성위염, 과민성 대장염, 천식이라는 진단을 받았습니다. 그리고 다량의 내복약 처방을 받고 2주일에 한 번씩 통원하기 시작했습니다.

모든 증상은 한때 좋아졌다가 바로 재발했습니다. 비싼 돈을 내고 계속 약을 먹는 것이 쓸모없는 것 같아 근본적인 치료가 없을지 의사와 상담도 했습니다. 하지만 "만성이기 때문에 예방책으로 약을 먹는 방법밖에 없다"는 말만 들었습니다.

'혼자서 끙끙 고민한들 병은 좋아지지 않는다. 그렇다면 과감히 환경을 바꿔서 일을 해볼까?'라고 생각한 저는 근처에 있는 시마무라 토털 케어 클리닉에서 일하기로 했습니다.

클리닉에서는 곡물채식으로 혈액을 깨끗이 하여 체질을 개선하는 방법을 환자에게 추천하고 있었습니다. 실제로 많은 환자가 고혈압이나 당뇨병을 치료하는 모습을 지켜보면서 '나도 나을지도 몰라' 하는 희망을 품을 수 있었습니다.

그래서 저도 환자들이 실천하고 있는 야채수프를 먹기로 했습니다. 저는 야채수프에 좋아하는 유자폰즈와 시판되는 인스턴트 육수를 추가해 하루에 한 그릇(약 200mL)을 아침식사 전에 먹기 시작했습니다.

식사량을 바꾸지 않고도 1개월에 4kg 감량했다

야채수프를 먹기 시작한 지 1주일 정도 지났을 무렵 언제나 꼬르륵 소리가 나던 장의 불쾌감이 사라진 것을 알 수 있었습니다. 그것만으로 상당히 쾌적함을 느꼈는데 곧 바나나 모양의 변을 배설했습니다.

과민성 대장염이 있는 사람은 고체 형태로 배설하는 자체가 기적 같은 일이라는 것을 누구보다도 잘 알 겁니다. 더군다나 하루에 2~3번 묵직한 변을 보는 것에 너무나 감격했습니다. 동시에 위의 통증도 씻은 듯이 사라졌습니다.

그리고 천식 발작이 전혀 일어나지 않게 된 것이 무엇보다 기뻤습니다. 3개월 후에는 천식은커녕 감기조차 걸리지 않았습니다.

컨디션이 너무나도 순조롭게 좋아졌기 때문에 불안해졌을 정도입니다. 몇 번이나 가슴 검사를 받았지만 결과는 '건강' 그 자체였습니다. 천식이 나은 후 야채수프를 잠시 잊고 지냈습니다.

그러다 2005년 중반 무렵 다시 위염과 대장염 증상이 나타나기 시작했습니다. 매일 밤 맥주 350mL 캔 2~3개를 마신 탓에 몸무게가 급격하게 5kg이나 불어난 상태였습니다.

저는 다시 야채수프를 떠올리고 아침식사와 저녁에 술을 마신 후 마지막으로 야채수프를 한 그릇씩 먹기로 했습니다. 그러자 1주일 후

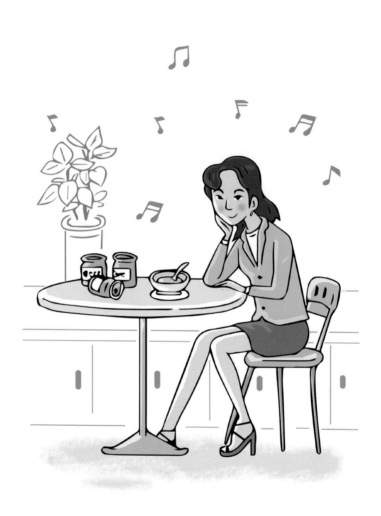

술을 마신 후 마지막에 야채수프를 먹었다

에는 위장 상태가 좋아졌고, 1개월 후에는 식사 제한 없이 4kg이나 감량할 수 있었습니다.

술의 양을 줄이지 않고서도 감량했기 때문에 깜짝 놀랐습니다. 더군다나 야채수프를 먹다 보니 숙취도 전혀 없었습니다. 야채수프를 한 번 끊고서 그 효과를 재확인한 저는 앞으로는 꾸준히 제대로 먹을 생각입니다.

저자의 조언 한마디

이나다 씨처럼 정신적인 증상일 경우에는 야채수프를 추천한다. 정신안정에 필요한 칼슘을 보급할 수 있고 아울러 칼슘을 소비시키는 설탕의 과다섭취를 방지할 수 있기 때문이다. 양파도 정신안정 작용에 도움이 된다.

또 야채수프에는 장벽을 보호하면서 변비를 조절하는 수용성 식이섬유와 천식에 관련된 활성산소를 제거하는 '피토케미컬'이 풍부하다. 양배추는 비타민 U도 포함하고 있어 위궤양 회복 촉진에 도움이 된다.

단, 야채수프의 맛을 낼 때는 화학조미료가 들어 있지 않은 자연 소금이나 된장을 극히 소량만 넣는 것이 좋다.

아토피나 전신의 권태감, 현기증까지 한 방에 날리고, 어느새 5kg 감량에 성공

야마자키 유미, 프리 라이터, 35세

피가 흠뻑 묻은 시트

제가 과로로 쓰러진 것은 2002년 9월 어머니의 장례식을 마친 후였습니다. 어머니는 백혈병으로 1년 가까이 투병하셨는데, 저도 어머니의 병간호를 위해 병실에 함께 머무르며 잠을 이루지 못하는 나날을 보냈습니다.

아마 피로가 많이 쌓여 있었던 것 같습니다. 밖에서 의식을 잃은 저는 구급차로 병원에 실려 왔습니다. 1주일 후에는 일어났지만 1개월이 지나도 3개월이 지나도 빈혈 같은 나른함은 사라지지 않았습니다.

등에 항상 철판을 짊어진 것처럼 답답하고 걸핏하면 피곤하여 하루에 20시간 정도 자지 않으면 현기증이 가라앉지 않았습니다. 그리고 무엇보다도 괴로웠던 것은 병간호 중 목덜미부터 생기기 시작한 아토피 피부염이었습니다.

밤에는 특히 더 가려워서 한기가 들 정도였습니다. 자는 사이에 저도 모르게 긁어서 다음 날 아침에 눈을 뜨면 피가 흠뻑 묻은 시트를 보고서는 소름이 끼치곤 했습니다. 한동안 상태를 지켜봤지만 피부염이 나을 기색이 전혀 없었습니다. 피부과에서 스테로이드 약 등 바르는 약을 받았지만 일시적인 효과밖에 기대할 수 없었습니다.

온몸에 퍼지는 권태감은 병원에서도 원인을 찾을 수 없어 "우울증이 아닐까요?"라며 신경정신과를 추천받는 정도였습니다. 그러나 몸 상태도 좋지 않은데 우울증 치료만으로는 완치될 것 같지 않다는 생각이 들어서 신경정신과 치료는 받지 않았습니다.

브래지어 끈이 등에 죄어들지 않았다

이렇게 우울한 나날을 보내고 있던 어느 날 어머니의 유품을 정리하는 도중 제가 쓴 '투병일기'가 나왔습니다. 그 안에는 암 환자를 위한 식사요법이 기록되어 있었습니다. 어머니의 병간호를 하던 당시 저는 입소문이나 문헌, 인터넷 등 다양한 뉴스를 통해 암 식사요법에 관한 정보를 수집하고 있었습니다.

일기에는 동물성, 산성 식품을 배제한 야채 중심의 식사요법이 적혀 있었습니다. 채식이 몸에 좋은 것은 이전에 지압 선생님에게 들었던 사전지식이 있었습니다. 그러나 몸이 너무 나른해서 그런 것들은 까맣게 잊은 채 장어나 마늘이 듬뿍 들어간 만두 같은 원기 회복에 좋다는 음식만 찾아다니고 있었습니다.

그러나 원기 회복에 좋은 음식을 먹고 난 다음 날에는 언제나 속이 거북했습니다. 어쩌면 내장이 약해질 대로 약해져서 영양을 제대로 소화흡수 하지 못했던 것일지도 모릅니다.

저는 이런 식습관을 반성하고 다시 위에 부드러운 야채 중심의 식단으로 바꿨습니다. 그러다 주목한 것이 식사요법의 하나로 일기에 적혀 있던 야채수프였습니다.

야채수프는 냄비 하나로 만들 수 있고 야채를 듬뿍 넣어 푹 끓이므로 위장을 쉬게 하는 데 안성맞춤입니다. 질리지 않도록 된장이나 카레 가루를 추가해 아침저녁으로 수프 접시에 한 그릇(약 200mL)씩 야채 중심의 식사와 함께 먹었습니다.

특히 제 경우에는 몸의 냉증도 있었습니다. 그것도 걱정되어서 데운 야채수프에 생강즙을 추가했습니다. 생강즙이 들어간 야채수프를 먹으면 몸이 따뜻해져 등에 살짝 땀이 배어나왔습니다. 그럴 때마다 등의 노폐물이 흘러나

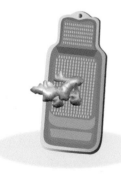

생강즙을 넣었다

오는 것 같은 감촉이 느껴져 매우 기뻤습니다.

그리고 1개월 후 서서히 피부의 가려움이 완화되었습니다. 3개월 후에는 가려움이 거의 사라지고 6개월 만에 아토피가 있었던 사실조차 잊을 정도였습니다.

전신의 나른함도 자연히 사라지고 동시에 현기증도 가라앉았습니다. 야채수프를 먹고 1년이 지난 후에는 일을 재개할 수 있을 정도로 회복하였습니다.

아주 건강해진 저는 지금도 야채수프를 주 1회, 3일분씩 만들어 꾸준히 먹고 있습니다. 덕분에 예상 밖의 효과도 거두었습니다. 신장 155cm에 51kg이었던 몸무게가 어느새 5kg이나 줄어 46kg이 되었습니다.

야채수프는 건강하지 않은 몸을 어떻게든 개선하고 싶다는 생각으로 먹기 시작했기에 다이어트에 대한 기대는 전혀 하지 않았습니다. 식사량을 줄이지 않고 운동을 하지 않아도 몸무게가 줄어드는 건 여성에게 있어 더할 나위 없는 큰 기쁨입니다.

특히 브래지어 끈이 등에 깊게 죄어드는 일이 사라진 것이 큰 기쁨이었습니다. 아토피, 권태감과 함께 등의 지방까지 사라졌습니다.

게다가 최근에는 등에 아토피 자국인 검은 얼룩까지 완전히 사라진 것까지 친구가 알려줬습니다. 이전에는 보고 싶지 않았던 등이지만 지금은 기쁜 마음으로 맞은편 거울을 보며 확인까지 합니다.

4장

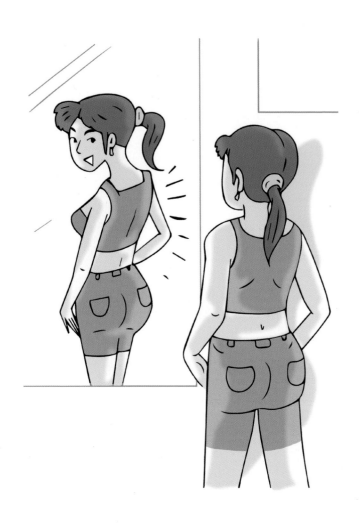

아토피, 권태감과 함께 등의 지방까지 사라진 것 같다

저자의 조언 한마디

야마자키 씨의 권태감은 정신적인 피로와 과로 탓이지만 식사 균형이 바르지 못한 것도 원인 중의 하나일 가능성이 있다. 야채수프로 식사 균형을 갖추면 대사기능이 좋아져 체력이 좋아진다.

아토피 피부염과 활성산소는 관계가 있다. 야채수프에는 활성산소를 제거하는 작용이 있는 '피토케미컬'이 풍부하다. 피토케미컬의 작용으로 야마자키 씨의 아토피도 개선된 것이다.

또한, 생강은 몸을 따뜻하게 하므로 냉증을 개선하고 싶을 때 야채수프에 추가하는 것은 좋은 방법이다.

위점막이 시뻘게질 정도의 위염이 완치되고, 편두통도 사라져 체력도 기력도 왕성

가와이 준코, 주부, 66세

걸으면 통증 때문에 위가 울렸다

2006년 1월 중순의 일입니다. 위가 콕콕 아파서 위화감을 느꼈습니다. 저는 평소에 건강만큼은 누구에게도 지지 않을 정도로 자신 있었기에 저절로 낫겠지 하며 병원에 가지 않았습니다. 그러나 통증은 날이 갈수록 심해져 식사도 제대로 할 수 없었습니다. 서서히 걸을 때는 진동 때문에 위가 울려 움직이는 것조차 고통스러웠습니다.

보통 일이 아니라는 생각에 1월 말에 시마무라 토털 케어 클리닉을 찾았습니다. 위내시경을 하며 렌즈에 비친 위를 들여다봤을 때는 정말로 충격이었습니다. 곳곳에 혈관이 드러나 있고 위점막 전체가 새빨갛게 짓물러 있는 게 아니겠습니까?

미란성위염, 식도 열공헤르니아 등 어려운 병명이 붙을 때까지 내버려둔 것을 크게 후회했습니다. 당시 저는 고향의 자원봉사 활동에 참여하는 한편, 어머니의 병간호 등으로 바빠 스트레스가 많은 나날을 보내고 있었습니다. 그래서 위염에 걸린 것인지도 모릅니다.

병원에서 "치료하는데 3개월 걸립니다"라는 말을 듣고 몇 가지 약을 처방받았습니다. 그런데 저는 이전부터 지인의 영향으로 매크로바이오틱에 흥미가 있어 여러 권의 책을 읽고 있었습니다. 때마침 그중에서도 야채수프를 시도해보고 싶다고 생각하던 차였습니다.

위에 부담을 주지 않고 영양을 섭취할 수 있는 야채수프는 그때 저에게 안성맞춤인 느낌이 들었습니다. 위는 아프지만 자원봉사와 병간호를 위해 몸을 움직일 수밖에 없었던 저는 계속 약을 복용하면서 야채수프를 먹어보기로 했습니다.

4장

젊은 시절부터 계속된 편두통도 나았다

시마무라 토털 케어 클리닉에서는 간호사인 마쓰시타 유미 씨가 많은 환자에게 야채수프를 권하고 있었습니다. 사람들 대부분은 몸무게를 줄이고 혈당치를 낮추기 위해 먹는 것 같았습니다.

그러나 제 경우는 체력을 유지하기 위해 식사대용으로 먹기 시작했습니다. 특히 살이 찌고 싶었기 때문에 제 나름대로 변형해서 먹어 보았습니다.

기본적인 야채수프 만드는 법에 고형수프 등을 넣고, 물에 녹는 칡가루를 추가해서 점성이 생기게 만들었습니다. 그렇게 먹으니 감칠맛이 우러나 아주 맛있고 몸도 따뜻해졌습니다.

그 당시 저는 매일같이 속이 불편해서 평범한 식사를 할 수 없었습니다. 그러나 몸을 움직이기 위해서는 무언가를 먹어야 하기에 하루 세끼, 야채수프와 현미 죽을 먹기로 했습니다. 사실대로 말하자면 그 외의 다른 음식은 제 몸이 받아들이지 못하는 상태였습니다.

수프도 죽도 부드러워 위가 조금 아플 때에도 고통 없이 계속할 수 있었습니다. 그리고 불과 3주 사이에 위의 통증이 사라졌습니다. 이렇게 단기간에 개선된 것에도 놀랐지만 수프에 숨겨진 야채의 힘에 더 놀랐습니다. 야채수프와 현미 죽은 열량이 낮은 식사인데도 고기나 생선을 먹을 때보다 훨씬 체력이 붙어 기력이 좋아졌습니다. 그뿐만이 아닙니다. 저는 젊은 시절부터 편두통과 변비에 시달리고 있었는데 오랫동안 저를 괴롭혔던 것들이 완전히 사라졌습니다.

특히 두통이 있으면 운동도 하고 싶지 않고 책도 읽을 수 없으며, 의욕이 생기지 않아 종일 우울해지는데 이런 증세가 씻은 듯이 사라져서 매우 기뻤습니다. 야채수프를 먹고 단기간에 감량한 사람의 이야기를 자주 듣는데 단순히 살이 빠지는 것이 아니라 아마 몸이 건강해졌기 때문에 살이 빠진 것이라 생각합니다. 그런데 제 경우는 살은 전혀 빠지지 않고 체력이 붙었습니다. 현재는 신장 161cm에 몸무게

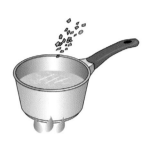

① 기본적인 방법으로 만든
야채수프 200mL를 재료인
야채와 함께 냄비에 넣어 데운다

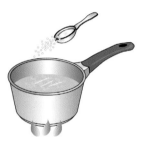

② ①에 콩소메 작은 스푼 1/2을
넣는다

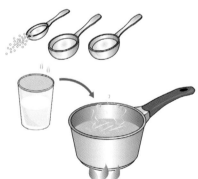

③ 칡가루 작은 스푼 1/2을 큰 스푼
2개의 물로 녹여 ②에 넣고
약간 점성이 생기게 만든다

가와이 씨의 야채수프 만드는 방법

는 46kg으로 제게 꼭 맞는 최상의 상태를 유지하고 있습니다.

한때는 식사도 제대로 하지 못해서 이대로 잘못되는 것은 아닌지 걱정했지만 최근에는 아주 건강해져 나이보다도 젊게 보입니다. 요전에 딸이 심한 감기에 걸려 집에 온 적도 있었습니다. 딸 역시 제가 만든 야채수프를 먹고 완전히 건강을 회복해서 돌아갔습니다. 이제는 '컨디션이 안 좋으면 우선은 야채수프부터 먹기'가 우리 집의 기본 방침이 되었습니다.

저자의 조언 한마디

야채수프를 먹으면 현대인에게 부족하기 쉬운 영양소를 보충하여 컨디션이 좋아진다. 스트레스에 강해져 밤에는 잠을 푹 잘 수 있어 회복력도 좋아진다. 그 결과 가와이 씨의 위염도 개선된 것이다.

칡가루에는 위벽의 점막을 보호하는 작용이 있어 체력 향상에도 도움이 된다. 야채수프에 칡가루를 첨가하는 것이 가와이 씨에게는 안성맞춤이다.

습관적인 두통은 뇌혈관의 수축이나 근육 경련 때문에 일어나는데 대부분은 비타민이나 미네랄 부족이 원인이다. 가와이 씨의 편두통도 야채수프를 먹어 비타민류가 보급되었기 때문에 개선된 것이다.

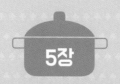

5장

야채수프, 이것이 알고 싶다!
Q&A

이 장에서는 지금까지 환자분들에게 받은 야채수프에 관한 질문에 Q&A 방식으로 답변하겠다.

 Q1 소금이나 인스턴트 고형수프 등을 넣어도 되나요?

A1 가능하면 맑은 수프로 먹는 것이 좋습니다. 가공된 조미료는 넣지 않기를 바라지만 자연 소금은 상관없습니다. 다만, 귀이개한 스푼 정도만 넣습니다. 자연 소금을 그 정도 넣으면 야채에서 우러난 자연의 단맛이 풍부해져 수프가 더욱 맛있어집니다.

Q2 조릴 때 냄비 뚜껑은 닫는 편이 좋을까요?

A2 처음에 뚜껑을 닫지 않고 천천히 조리면 야채 속의 영양분이 서서히 우러납니다. 물이 끓으면 뚜껑을 덮고 약한 불로 조립니다. 그러면 수프의 증발을 방지할 수 있습니다.

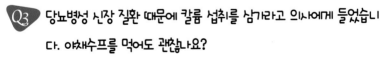

Q3 당뇨병성 신장 질환 때문에 칼륨 섭취를 삼가라고 의사에게 들었습니다. 야채수프를 먹어도 괜찮나요?

A3 열에 의해 감소했다 해도 야채수프에는 칼륨이 포함되어 있습

140

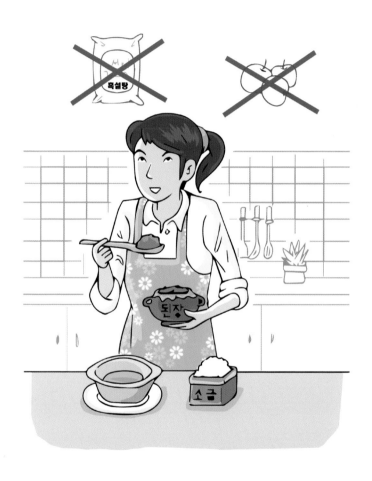

신장이 나쁜 사람은 과일과 흑설탕을 삼간다

니다. 칼륨은 고혈압 개선에는 효과적이지만 신장병을 앓는 사람은 섭취를 제한해야 하는 경우가 있습니다. 평소 먹는 과일이나 흑설탕(둘 다 칼륨이 풍부) 등을 조금 줄여 균형을 잡으면 좋습니다. 또는 야채수프에 자연 소금을 아주 조금 넣거나 된장을 작은 스푼의 1/4 정도 넣으면 영양성분의 균형이 잡혀 몸과 신장에 잘 맞는 수프가 완성됩니다.

 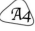 **야채수프를 먹으면 가슴이 쓰립니다만⋯⋯.**

식도나 위벽이 짓무른 상태일 가능성이 높습니다. 단것을 자주 먹은 탓입니다. 또 건강법으로 식초를 먹는 사람(특히 묽게 물에 타 마시지 않거나 공복 시에 먹는 사람)에게도 같은 증상을 볼 수 있습니다. 야채수프를 먹으면서 다시마조림이나 소금에 절인 다시마 또는 야채 즉석 절임 등을 조금 곁들이면 영양의 균형이 잡혀 위의 자극도 줄어듭니다.

  무나 버섯 등 다른 야채를 넣어도 되나요?

야채수프는 엄선된 네 종류의 야채를 사용해서 내장지방의 과다 증가나 생활습관병의 개선에 큰 효과를 발휘합니다. 그러므로 역시 양배추, 양파, 당근, 호박의 네 종류로 만든 수프를 먹는 것이 좋습니다.

다른 야채를 추가하고 싶으면 수프를 먹은 후 남은 건더기를 이용해서 다시 다른 수프나 된장국, 그 외의 요리로 만드는 것이 좋습니다.

 조린 후의 건더기는 야채수프와 함께 먹어도 되나요?

 현재 비만이나 생활습관병을 꼭 개선하고 싶은 사람은 아침이나 오후 3시경의 공복 시에 건더기를 뺀 수프만 먹기를 권합니다. 위장에 부담을 주지 않고 몸에 잘 흡수되어 효과가 빨리 나타나기 때문입니다.

단지 건강법으로 야채수프를 먹을 때 건더기를 거르는 것이 성가신 사람은 함께 먹어도 괜찮습니다. 건더기를 넣어 국을 만드는 것도 좋은 방법입니다.

5장

 냄비가 작아서 물의 양을 적게 하여 조린 경우 거른 후에 물을 더 넣어 먹어도 되나요?

섭취하는 성분이 같으므로 물로 적당히 묽게 해도 상관없습니

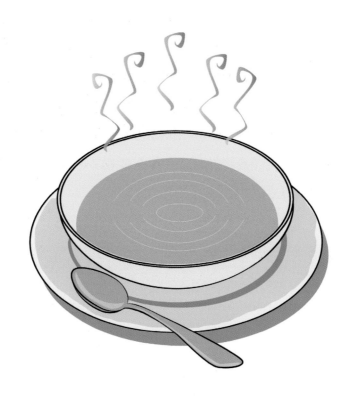

수프만 먹는 것이 더 효과적이다

다. 다만 너무 묽게 만들면 다량의 물을 섭취하게 되어 신장에 부담이 됩니다. 추가하는 물의 양은 아무리 많아도 야채수프의 두 배를 넘지 않도록 합니다.

 반드시 매일 먹어야 하나요?

개선하고 싶은 비만·질병·기타 증상이 있을 때는 적어도 1개월은 매일 먹습니다. 건강유지 등이 목적이라면 하루씩 걸러도 상관없습니다.

또 다른 모든 것과 마찬가지로 매일 먹으면 야채수프도 질리거나 만들기가 성가실 수 있습니다. 그럴 때는 평소 먹는 된장국에 수프 재료인 양배추, 양파, 당근, 호박을 넣어 만들면 좋습니다. 야채수프는 아니지만 그에 준하는 효과를 손쉽게 얻을 수 있습니다.

야채수프는 야채의 유효성분을 효율적으로 흡수할 수 있는 이상적인 섭취 방법이지만 너무 깐깐하게 지키려고 하다가 꾸준히 유지하지 못하면 소용없습니다. 융통성 있게 상황에 맞춰 '계속하는 것'이 중요합니다.

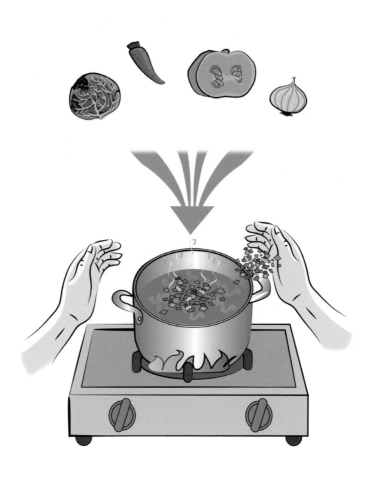

네 종류의 야채를 국 등에 넣어도 좋다

Q9 남은 야채수프를 데울 때 전자레인지를 사용해도 되나요?

 A9 가능한 한 자연스러운 상태의 수프를 먹는 것이 이상적이므로 되도록 전자레인지가 아닌 냄비로 데웁니다. 데우는 것이 성가시면 상온으로 먹어도 괜찮습니다. 냉장고에서 막 꺼내 차가운 상태로 먹는 것은 피해야 합니다.

 Q10 호박이 없는 철에 냉동호박을 사용해도 되나요?

 A10 냉동호박도 상관없습니다. 호박 출하기에 냉동해둬도 좋고 시판되는 냉동호박을 사용해도 괜찮습니다.

 Q11 야채수프의 재료를 잘게 다지는 순서나 요령이 있나요?

 A11 뒷장에 재료별로 자르는 방법을 순서대로 소개하겠습니다. 특히 호박은 딱딱하기 때문에 여성이나 노인은 자르기 어렵다는 소리를 자주 듣습니다. 전자레인지를 사용하면 부드러워지지만 가능한 한 자연스러운 상태의 식품재료로 수프를 만들기 위해서 전자레인지는 사용하지 않는 것이 좋습니다.

5장

호박(50g의 기준 = 달걀 크기의 분량)

① 세로로 이등분하여 자른다. 딱딱하기 때문에 눌러 썰기(부엌
칼의 등을 눌러 자른다)로 자른다.

② 스푼으로 씨와 알맹이를 긁어서 제거한다. 꼭지도 잘라낸다.

③ 다시 절반으로 썬다.

④ 자르는 면을 아래로 하여 5mm 정도의 폭으로 썬다.

⑤ 세로로 가늘게 썬 후 가로로 잘게 썬다.

 당근(50g의 기준 = 중간 정도 크기의 당근으로 1/4 정도)

① 5mm 정도로 둥글게 썰거나 혹은 비스듬하게 썬다.

② 세로로 가늘게 썬 후 가로로 잘게 썬다.

 양파(50g의 기준 = 중간 정도 크기의 양파로 1/2 정도)

① 세로로 이등분하여 잘라 썰리는 면을 아래로 놓고 밑동 부
분을 반대편 쪽으로 해서 밑동 부분부터 자르지 않도록 하여
5mm 폭 정도로 썬다.

② 부엌칼을 가로로 하여 두껍게 두세 군데 칼집을 낸다.

③ 가로로 잘게 썬다.

양배추(50g의 기준 = 큼직한 잎으로 1장 정도, 중간 정도 크기의 잎 2장 정도)

① 잎의 밑동 부분에 얇게 칼질하여 잎을 벗긴다. 혹은 양배추 전체에 칼질하여 50g 정도를 잘라낸 후 잎을 뗀다.

② 밑동 부분의 심지 부분에 칼질하여 자른다.

③ 잎을 둥글게 하여 5mm 폭 정도로 채 친다.

④ ③을 가지런히 하여 가로로 잘게 썬다.

호박

약 50g(달걀 크기 분량)
호박은 굉장히 딱딱하므로 크고 조금 날이 두꺼운 부엌칼을 사용한다

1
호박을 세로로 2등분하여 자른다.
딱딱하므로 손잡이와 부엌칼의
칼등에 손을 대고 눌러 자른다

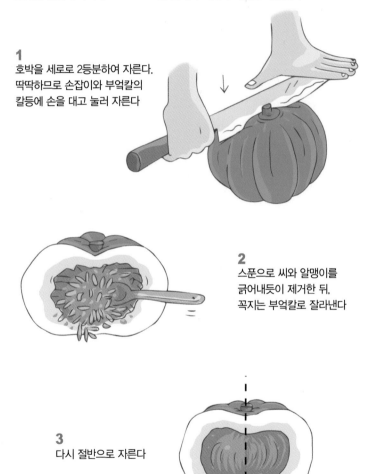

2
스푼으로 씨와 알맹이를
긁어내듯이 제거한 뒤,
꼭지는 부엌칼로 잘라낸다

3
다시 절반으로 자른다

4
자르는 면을 아래로 하여
5mm 정도의 폭으로 썬다

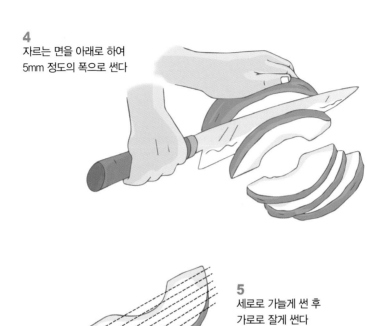

5
세로로 가늘게 썬 후
가로로 잘게 썬다

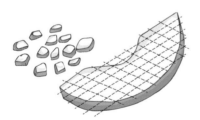

당근

약 50g(중간 정도 크기의 당근으로 1/4 정도)
껍질째 자른다. 강판으로 갈아도 상관없다

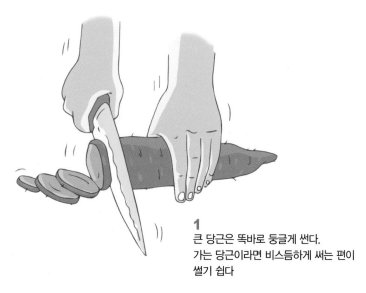

1
큰 당근은 똑바로 둥글게 썬다.
가는 당근이라면 비스듬하게 써는 편이
썰기 쉽다

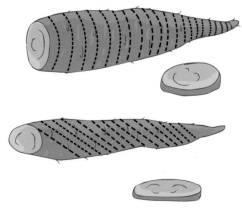

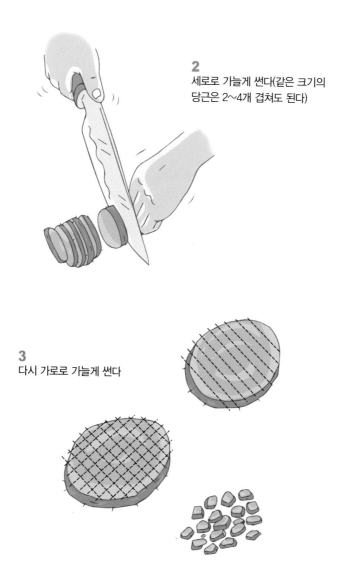

2
세로로 가늘게 썬다(같은 크기의
당근은 2~4개 겹쳐도 된다)

3
다시 가로로 가늘게 썬다

양파

약 50g(중간 정도 크기의 양파로 1/2 정도)
껍질을 벗긴 후 자른다

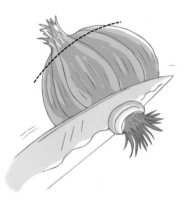

1
밑동 부분과 끝을 잘라내어
껍질을 벗긴다

2
세로로 2등분하여 밑동 부분을 반대편으로 놓고 썰리는 면을 아래로 한다.
이때 밑동 부분을 잘라내지 않도록 하여 5mm 정도의 폭으로 칼질한다

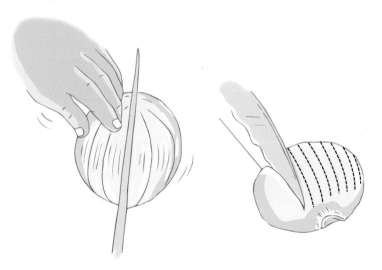

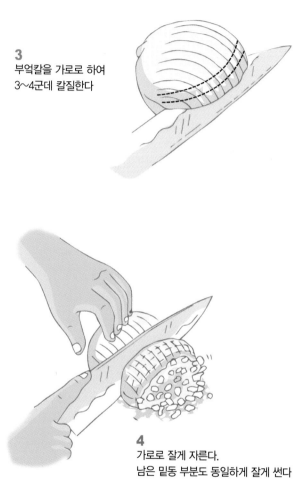

3
부엌칼을 가로로 하여
3~4군데 칼질한다

4
가로로 잘게 자른다.
남은 밑동 부분도 동일하게 잘게 썬다

5장

50g(큼직한 잎으로 1장, 중간 정도 크기의 잎으로 2장 정도)
잎은 씻은 후 물에 살짝 적셔두면 좋다

1
잎의 밑동 부분에 칼질을 하여
잎을 필요한 분량만큼 벗긴다

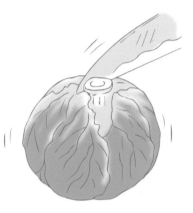

2
밑동 부분의 심지 부분에
칼질을 하여 잘라낸다

3
잎을 2장 겹쳐 말아
세로로 썬다

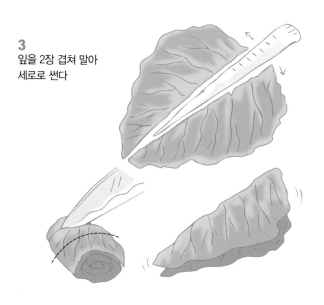

4
가로로 잘게 썬다.
심지 부분도 잘게 썬다

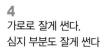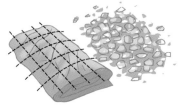

호박이나 당근을 강판으로 갈아 사용해도 되나요?

 강판으로 갈아도 상관없습니다. 갈 때 야채에서 즙이 나오면 그 것도 냄비에 넣습니다. 만일 푸드 프로세서가 있다면 사용해도 괜찮습니다.

 재료를 잘게 다지는 것이 힘들 때는 크게 썰어 조려도 되나요?

 재료를 크게 썰어 사용할 때는 물을 약간 많이 넣고 오래 조립 니다. 좀 더 오래 조리면 크게 잘라도 진액이 잘 나옵니다.

 야채수프를 먹었더니 처음 2개월 정도는 순조롭게 살이 빠졌지만 그 후 몸무게가 줄지 않았습니다. 어떻게 하면 좋을까요?

 살이 많이 찐 사람이 야채수프를 먹기 시작하면 처음 1~2개월, 혹은 반년 정도는 순조롭게 살이 빠집니다. 이전에 식생활의 균 형이 깨져 있을수록 그런 경향이 강합니다. 야채수프를 먹기 시 작하면 균형이 갖추어지므로 '낙차'가 큰 만큼 순조롭게 감량할 수 있습니다.

그러나 서서히 식생활 균형이 갖추어지면 몸무게가 잘 줄지 않 습니다. 야채수프의 효용이 안정적으로 발휘하여 이를테면 '유지기'에 들어간 것으로 볼 수 있습니다. 아직 표준몸무게나 바람직한 몸무게가 되지 않아 더욱 감량할 필요가 있을 때는 곡물채식을 도입할 것을 권합니다.

주식은 현미나 배아미가 바람직하지만 힘들면 흰쌀이라도 상관없습니다. 반찬은 야채나 해초, 버섯류를 듬뿍 섭취하고 단백질은 두부와 콩은 많이, 생선은 적당히, 고기, 달걀, 유제품은 약간 적게 섭취합니다. 가능한 범위에서 이 점들을 유의해서 실천하면 몸무게가 줄어 보다 건강해질 것입니다.

 야채수프 다이어트는 누구나 해도 상관없나요? 하면 안 되는 경우가 있나요?

장폐색인 사람이나 일부 중증의 신장병인 사람, 심한 설사를 앓고 있어 수분이나 미네랄 등의 섭취가 엄격히 제한된 경우 이외에는 원칙적으로 어떤 사람이 해도 상관없습니다. 체력이 부족한 노인이나 소아비만인 자녀, 임신 중인 여성도 괜찮습니다. 그들의 경우 효율적인 유효성분의 섭취와 식생활 균형의 조절을 야채수프가 도와줍니다.

야채수프는 많이 먹으면 먹을수록 효과가 있을까요?

 3장에서 소개한 '한 번에 200mL를 하루 두 번'이라는 분량은 어디까지나 기준이므로 그것보다 조금 더 먹어도 상관없습니다. 간식 대신에 먹으면 다이어트 효과가 높아지는 면도 있습니다. 그러나 너무 극단적으로 많이 먹으면 소화액이 엷어지는 폐해도 생길 수 있으므로 하루 합계 1L 정도를 상한의 기준으로 잡으면 좋습니다.

이 이상 더 섭취하고 싶다면 여러 가지 요리와 과자 만들기에 활용하는 것을 추천합니다. 조림이나 스튜, 카레 등을 만들 때 물 대신 사용하거나 케이크나 쿠키의 재료에 적당히(재료가 너무 묽지 않을 정도, 분량이나 조리법에 따라 다르지만 1회에 큰 스푼 하나 정도) 추가하면 맛있어집니다.

우리 집에서는 최근 야채수프 쿠키를 자주 만들어 먹고 있습니다. 조림에도 자주 사용합니다. 여러분도 꼭 한번 해보시길 바랍니다.

 야채수프의 효과를 높이기 위해 평소 피해야 하는 식품이 있다면 알려주세요.

야채수프를 습관적으로 먹으면 평소 야채 섭취량이 적은 사람

일수록 필요한 성분이 보급되어 몸의 균형이 좋아집니다. 이와 함께 보통 식생활의 균형도 자연히 잡힙니다.

그러나 대량으로 고기, 단것, 달걀, 유제품 등을 과다 섭취하면 영양 균형의 시정 효과가 잘 나타나지 않을 때가 있습니다. 그 때는 당연히 다이어트 효과도 좀처럼 나타나지 않습니다. 육식, 단것, 달걀, 유제품을 의식적으로 조금씩 줄이는 것이 좋습니다. 야채수프를 간식 대신으로 먹어도 효과적입니다.

물론 평소 식생활을 유지하면서 야채수프를 먹어도 어느 정도 효과가 나타납니다. 예를 들면 손발이 후끈후끈하고 피부의 윤기가 좋아지며 조금씩 컨디션이 좋아집니다.

몸무게는 줄지 않아도 몸에는 좋은 변화가 생깁니다. 그러므로 '의지가 약해서 식생활을 개선하지 못하니까 안 돼'라고 처음부터 단념할 게 아니라 우선은 야채수프를 먹어보길 바랍니다. 야채수프를 먹기 시작하면 조금씩 의식이 바뀌어 식생활을 개선할 수 있을 것입니다.

 남은 인생은 내가 원하는, 목표로 하는 의료를 실현하고 싶다는 생각으로 준비를 진행해서 2001년, 시마무라 토털 케어 클리닉을 개원했다. 개업을 생각했을 때 '의사, 간호사, 사무원 각 1명으로 하고 설비는 최대한 적게 두는' 소규모 노선으로 할지 'CT 스캔(컴퓨터 단층사진) 등의 고가 설비를 넣어 어느 정도 규모가 되는' 클리닉으로 할지 망설이고 있었다.

 결과적으로 후자를 선택하고 더 나아가 2층에 자연식 레스토랑도 개업하였으며 강연이나 콘서트를 할 수 있는 강당도 만들었다. 처음에는 실현 불가능하다고 생각했던 시설까지 추가한 것이다. 더군다나 현대 의학의 의료기관이면서 매크로바이오틱(곡물채식)의 야채수프나 식양생을 추진해 음식을 기반으로 치료를 진행하는 독특한 방식이 추가 되었다.

당시 중압감이 없었다고 하면 거짓말일 것이다. 실은 경영난의 공포까지 느꼈다. 그러나 막상 뚜껑을 열어보니 고맙게도 많은 환자와 지역 사람들이 시마무라 토털 케어 클리닉의 방침을 지지해주었다.

우리는 환자를 치료하면서 그 치료를 받은 환자가 기뻐하는 것을 볼 때 우리도 함께 즐거워지고 시름도 사라졌다. 최근 5년 사이에 이런저런 일이 많이 있기도 했다. 환자들이나 지역 사람들과 여러 가지 이벤트를 하며 '가슴 설레는 체험'도 했다.

개업할 때 만일 전자를 선택했다면 중압감은 없는 대신 지금 느끼는 위안이나 가슴 설레는 체험을 맛보지는 못했을 것이다. 그런 면에서 후자를 선택하길 정말 잘했다고 생각한다.

야채수프는 그런 위안이나 가슴 설레는 체험과 깊게 연관되어 있다. 야채수프를 먹고 몸 상태가 좋아진 환자를 보면 '음식으로 이렇게까지 몸과 마음이 바뀔까?' 하며 놀라움과 깨달음을 주기 때문이다. 그렇게 5년이라는 세월을 보내고 나니 이제는 '음식으로 세상을 바꾸고 싶다'는 더 큰 꿈을 꾸고 있다.

이 꿈은 날마다 더욱 강해지고 있다. 앞으로는 좀 더 충실히 검진하여 검사 수치가 신통치 않은 사람들에게 야채수프 등을 포함한 곡물 채식이나 운동요법을 더욱더 체계적으로 시행할 예정이다. 더 적극적으로 생활습관병의 지도를 시행하고자 한다.

본문 중에 언급한 지역 활동 단체인 '활기찬 모임', 유한책임 중간 법인인 '일본 건강장수자협회'에서는 '활기차게 오래 살면서 치매에 걸리지 않고 고통 없이 100세에 죽자'를 좌우명으로 하고 있다. 이런 생각은 현재의 저 출산, 고령화 사회 속에서 의료, 복지비용을 줄이고 자립할 수 있는 고령사회를 구축하기 위해서라도 매우 중요하다. 나는 야채수프가 이를 실현하는 데 크게 도움이 된다고 확신하고 있다.

야채 안에 들어있는 피토케미컬과 비타민, 미네랄 등은 식물이 몇 만 년이나 걸쳐 가혹한 환경에 견디며 살아남아 획득한 성분이다. 식물의 세포벽이라는 상자에 채워진 '보석'이라고도 할 수 있다. 그것을 우리 인간은 몇 대에 걸쳐 꾸준히 먹으며 살아왔다.

일본의 전통식인 곡물채식이 여러 가지 식물을 풍부하게 포함하여 건강에 좋다는 사실은 이제는 전 세계에서 인정하기에 이르렀다.

그러나 애석하게도 현재 일본에서는 전통적인 가정 요리를 온 가족이 함께 먹는 음식문화가 무너져가고 있다. 서구화된 음식문화에 운동부족이 겹쳐 생활습관병이 만연하고 있다. 이런 현상을 타파하는 데 야채수프를 먹는 것은 매우 간편하고 유용한 해법이다.

본래 야채수프는 매크로바이오틱의 기본인 곡물채식을 하면서 먹으면 더욱 높은 효과를 기대할 수 있다. 그러나 이 책에서는 굳이 거기까지 언급하지 않았다. 우선 야채수프를 먹기 시작하면 자연스레 전체적인 식생활 습관이 개선되기 때문이다. 야채수프에 흥미가 있는 사람, 자신도 쉽게 할 수 있겠다고 생각하는 사람은 자신이 할 수 있는 범위 내에서 최대한 곡물채식에 가까운 식사를 할 것을 권한다.

야채수프의 재료인 네 가지 야채뿐만 아니라, 다양하게 곡물채식을 섭취할 수 있도록 노력해보자. 그러면 틀림없이 몸의 상태가 개선되어 심신 모두 건강해질 것이다.

나는 진심으로 이 책을 읽어주신 여러분 모두 건강하게 장수하기를 기원한다.

원고를 마치며 나와 함께 생활습관병 예방에 몰두하여 야채수프를 널리 보급해서 많은 사람으로부터 감사를 받고 있는 간호사 마쓰시타 유미 씨에게 경의를 표한다. 또 자연식 레스토랑 '곡물채관'에서 조리 지도를 하는 시마무라 하루요 씨, 영양사분들, 시마무라 토털 케어 클리닉의 직원 한 사람 한 사람에게도 모두 감사드린다.

이 책을 기획·편집해 주신 마키노 출판사 편집부의 가리노 모토하루 씨, 원고 작성에 협력해주신 프리 라이터 마쓰자키 치사토 씨에게 감사드린다. 앞으로 이 책을 통해 또 어떤 새로운 만남이 생길지 기대된다.

시마무라 요시유키

참고문헌

• 나카시마 요코 · 가모하라 세이지 감수, 《먹으면 낫는다! 최신 영양 성분사전》, 슈후노토모사

• 시마무라 요시유키 저, 《생명이여 빛나라-암에게 배우는 '마음'과 '몸'》, 모랄로지연구소

• 시마무라 요시유키 저, 《간장암과 간경변-괜찮아, 포기해서는 안 돼요》, 슈후노토모사

• 〈안심〉, 2006년 12월호, 2007년 3월호, 마키노 출판

• 야스다 가즈히토 감수, 《도해 영양의 기본을 알 수 있는 사전》, 세이토사

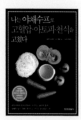

중 앙 생 활 사 Joongang Life Publishing Co.
중앙경제평론사 | 중앙에듀북스 Joongang Economy Publishing Co./Joongang Edubooks Publishing Co.

중앙생활사는 건강한 생활, 행복한 삶을 일군다는 신념 아래 설립된 건강 · 실용서 전문 출판사로서
치열한 생존경쟁에 심신이 지친 현대인에게 건강과 생활의 지혜를 주는 책을 발간하고 있습니다.

나는 야채수프로 고혈압 · 아토피 · 천식을 고쳤다

초판 1쇄 인쇄 | 2016년 9월 17일
초판 1쇄 발행 | 2016년 9월 22일

지은이 | 시마무라 요시유키(島村善行)
옮긴이 | 강봉수(Bongsoo Kang)
감수자 | 구츠구츠 백성진(GutsuGutsu beak sungjin)
펴낸이 | 최점옥(Jeomog Choi)
펴낸곳 | 중앙생활사(Joongang Life Publishing Co.)

대   표 | 김용주
책임편집 | 길주희
본문디자인 | 박근영

출력 | 케이피알   종이 | 한솔PNS   인쇄 | 케이피알   제본 | 은정제책사

잘못된 책은 구입한 서점에서 교환해드립니다.
가격은 표지 뒷면에 있습니다.

ISBN 978-89-6141-188-2(03510)

원서명 | 医師がすすめる「野菜スープ」ダイエット

등록 | 1999년 1월 16일 제2-2730호
주소 | ⊕ 04590 서울시 중구 다산로20길 5(신당4동 340-128) 중앙빌딩
전화 | (02)2253-4463(代) 팩스 | (02)2253-7988
홈페이지 | www.japub.co.kr 블로그 | http://blog.naver.com/japub
페이스북 | https://www.facebook.com/japub.co.kr 이메일 | japub@naver.com
♣ 중앙생활사는 중앙경제평론사 · 중앙에듀북스와 자매회사입니다.

이 책은 중앙생활사가 저작권자와의 계약에 따라 발행한 것이므로 본사의 서면 허락 없이는
어떠한 형태나 수단으로도 이 책의 내용을 이용하지 못합니다.

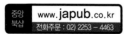

※ 이 도서의 국립중앙도서관 출판시도서목록(CIP)은 서지정보유통지원시스템 홈페이지(http://seoji.nl.go.kr)와
국가자료공동목록시스템(http://www.nl.go.kr/kolisnet)에서 이용하실 수 있습니다.(CIP제어번호:CIP2016020350)

중앙생활사에서는 여러분의 소중한 원고를 기다리고 있습니다. 원고 투고는 이메일을 이용해주세요. 최선을
다해 독자들에게 사랑받는 양서로 만들어 드리겠습니다. **이메일** | japub@naver.com